AF403858

LE
CHOLÉRA
CHEZ NOUS

Nouvelle Etude géographique et biologique
Médicale et hygiénique, sociologique et morale

PAR

ANTOINE-ÉDOUARD FOLEŸ

Docteur en Médecine,
Ancien Officier de Marine, Ex-Élève de l'École polytechnique.

> Tout est relatif, voilà le seul principe absolu.
>
> AUGUSTE COMTE.

PARIS

LIBRAIRIE J.-B. BAILLIÈRE ET FILS

19, rue Hautefeuille, près du boulevard Saint-Germain.

1885.

TABLE DES MATIÈRES

AVANT-PROPOS.

Au temps jadis, lorsque la peste ravageait le midi et même le nord de la France; nous disions d'elle : Ce fléau nous arrive de Constantinople, de Smyrne, ou de tout autre point du levant. Maintenant que nous ne l'avons plus, nous ne croyons pas à son humeur vagabonde; mais, quand le choléra nous décime, nous affirmons qu'il nous vient de la Mecque ou du Gange : en traversant l'océan indien, la mer rouge, la Méditerranée et cœtera et cœtera; parce qu'il lui a plu de naviguer : ou bien en franchissant les Hymalayas, les Ourals, le Caucase, les Karpathes et cœtera et cœtera encore; parce qu'il a préféré marcher.

Au temps jadis, pareillement, nous disions : pour détruire la peste, l'arrêter ou la mettre en fuite; il n'y a que les fumigations, les exorcismes, les aspersions, les prières, les lazarets,

les quarantaines et les cordons sanitaires.
Maintenant, nous sourions, en songeant à tous
ces moyens du vieux temps, et nous croyons
que cette maladie n'éclôt plus, chez nous ;
parce que nous sommes plus propres sur nos
personnes, en nos maisons et dans nos villes :
Mais !... mais nous espérons que messieurs les
gendarmes internationaux seront tout puis-
sants à l'encontre du choléra.

De sorte qu'à propos de l'ancien fléau, nous
raisonnons à la moderne ; et, à l'occasion du
moderne, à l'ancienne.

Eh bien ! pourquoi agissons-nous ainsi ?
Pourquoi répétons-nous, avec ceux qui affirment que le morbus indicus naît des sables brûlants de l'Arabie : « Jamais nous ne serions
» malades ; si les pèlerins de la Mecque im-
» molaient moins de poules, de brebis, de bœufs
» ou de chameaux » ; ou bien avec ceux qui
soutiennent au contraire qu'il vient des ri-
vages trop vaseux du Bengale : « Nous échap-
» perions au fléau ; si les germes, ovules,
» miasmes, ferments, *cholérinés ou cholérinants,*

» qui se forment sur les bords du Gange, ne
» parcouraient pas méchamment des milliers
» et des milliers de lieues, pour nous occir! »
Pourquoi, dis-je, nous cramponnons-nous,
avec la même ardeur, à l'une ou l'autre (si non
l'une et l'autre) de ces deux hypothèses, si
parfaitement contradictoires; et refusons-nous
d'admettre que ces susdits germes, ovules,
miasmes ou ferments, si longtemps et si diversement véhiculés, peuvent être condensés
jusqu'à zéro, par le froid excessif de montagnes à neiges éternelles; ou, ce qui reviendrait
absolument au même, quant au mal à produire, dilatés jusqu'à l'infini par la chaleur
corrosive du désert ?

Pourquoi ? Parce qu'à l'instar des animaux de la fable, nous préférons accuser
les autres que de nous avouer un peu
coupables, en disant : « Depuis trois quarts
» de siècles, nous vivons au sein d'un
» milieu social si instable et si tendu que,
» tous les quinze ou vingt ans, une révolution
» vient remettre en question chaque existence
» publique ou privée, chaque vie matérielle

» et morale. Or, nulle fabrique de force, nul
» approvisionnement de pulpe nerveuse ne
» saurait, sans accidents ni interruptions,
» fournir à un entraînement aussi versatile que
» prolongé. Donc, de minimes variations at-
» mosphériques, dont les très-vigoureux orga-
» nismes de nos grands'pères n'auraient pas
» même tenu compte, peuvent, par leur subite
» apparition, nous prendre au dépourvu; radi-
» calement ébranler notre mode vital habituel;
» renverser, entre autres choses, notre circula-
» tion sanguine; et, partant, causer les plus
» grands désordres. »

Parlant ainsi, serions-nous donc bien absurdes ? Je ne le crois pas! car tout bonnement
nous avancerions : *premièrement* ; que nous
pouvons, corporellement, passer d'un extrême à l'autre, par le fait d'une trés-petite influence météorologique, lorsque nous sommes
profondément énervés; comme, si souvent,
nous le faisons mentalement, pour la moindre
contradiction, quand nous tangeantons l'état
passionnel; *secondement;* qu'il y a, chose admise
déjà par beaucoup de monde, solidarité conti-

nuelle entre notre manière d'être et notre manière de voir ; et *troisièmement* ; que, chez un Européen, trop épuisé par son milieu social, de faibles modifications aériennes (hydrothermiques et ventilatoires, par exemple), peuvent engendrer des maladies semblables à celles que l'Asiatique (si peu travaillé par le progrès mental) ne contracte, en son pays, que sous l'influence d'énormes aberrations atmosphériques.

Conclusion : Il ne faut pas plus accuser Allah, Bramah, Boudah, ou un quelconque de leurs très-nombreux serviteurs de nous avoir expédié les fléaux de 1832, 49, 52, 65, 66 et 67 ; qu'il ne faut croire aux germes, ovules, miasmes et ferments avec lesquels, depuis trente ans et plus, on tâche d'expliquer, ou mieux, on empêche de comprendre le choléra.

Mais alors, direz-vous, quelle est votre conviction à son égard ?

— Ma conviction, à son égard, est qu'on tourne le dos à la vérité, en posant en fait que cette affreuse maladie nous arrive d'Asie ou d'Afrique. Et ma conviction à son égard est encore que, pour s'en rendre compte, il faut commencer par faire table rase de toute espèce de préjugé théologique ou métaphysique.

— Donc ?

— Donc, après 15 à 20 ans d'observation, d'expérience et de méditation, je crois être utile en venant rappeler une théorie qu'on pourra critiquer, tout aussi bien qu'une autre peut-être ! mais qui, du moins, a cet avantage d'être aussi pure de reproche envers un Dieu, prophète ou peuple étranger quelconque, qu'exempte d'entités médicales pérégrinantes ; puisqu'elle n'accepte, comme causes morbipares, que nos fautes et celles de notre atmosphère.

Afin qu'on puisse, dès en ouvrant ce livre, avoir une idée nette de notre manière de voir ; commençons par dire, en l'introduction qui va suivre, ce qu'avait de particulier l'épidémie de 65, 66 et 67.

INTRODUCTION.

Du Génie tout spécial à l'Épidémie cholérique de 1865, 66, 67.

Pendant la belle saison de 1865, dans l'é-
misphère nord, en Europe occidentale, et tout
particulièrement en France ; la chaleur et la
sécheresse ont commencé de très-bonne heure.

De plus, elles ont été fort grandes. Si grandes ! qu'elles ont produit, en nos climats, des
ouragans et des trombes ; comme il ne s'en
forme, d'habitude, qu'en pays sous-tropicaux.

De plus, elles ont rendu notre ciel aussi pur,
le jour, et aussi lumineux, la nuit, qu'il l'est
sous la zone torride ; au temps où l'eau, qu'on
isole, gèle par le seul effet du rayonnement
nocturne ; au temps où, par conséquent, les
différences de température atteignent leur
maximum d'écart en 24 heures.

De plus encore, cette chaleur et cette sécheresse extrêmes se sont prolongées très-avant
dans l'arrière-saison.

De plus enfin, pendant toute leur durée, des vents (ne variant guère que du nord au Sud-Est, par l'Est) n'ont cessé de souffler bon frais aux plus chaudes heures de la journée. De sorte qu'il suffisait de passer du soleil à l'ombre, aux endroits que balayait la brise, pour éprouver un très notable changement de température ; la vitesse de l'air ajoutant beaucoup à son effet réfrigéraut.

Eh bien ; parce qu'il en fut ainsi, et parce que 29, 30, 32 degrés de température sèche et continuelle sont, pour l'homme des zones tempérées, aussi difficiles à supporter que 40, 42, 45 degrés de chaleur, également aride, le sont pour l'habitant des tropiques : J'affirme que nous avons été, nous autres Français, traités par notre climat, cette année là, comme les Indiens le sont par le leur ; aux époques où les nuits de leurs pays sont relativement trop glaciales et trop humides *encore*, eu égard aux jours trop secs et trop suffocants *déjà* qui leur succèdent ; aux époques où, par conséquent, les trop grandes et trop brusques variations hydro-thermiques de leur atmosphère exigent que leur peau fasse (alternativement aussi abondamment que vite) du chaud et puis du froid, du poil avec de la matière sébacique et puis de la sueur ; aux époques enfin, où le choléra punit les organismes qui ne peuvent pas renverser (aussi radicalement que promptement) l'innervation et l'irrigation cruorique de leur tégument externe, ou mieux, de tout leur être : puisqu'il est certain que nos organes périphériques servent aussi bien à nous rafraîchir, l'été, que nos profonds à nous réchauffer, l'hiver.

En d'autres termes (car je ne fais absolument que mettre ma pensée sous une forme nouvelle), j'affirme que les données climatériques tout exceptionnelles que nous avons subies en France, depuis le début du printemps jusqu'à la fin de l'automne 65, ont pesé, comme causes premières dans l'épidémie de cette année-là, bien plus lourdement que les irrégularités saisonnières de 32, 49 et 52 ne le firent dans les choléras d'alors.

Je dis causes premières ; parce que les influences météorologiques anormales, que je viens de signaler, ont malheureusement rencontré, pour les aider à mal, de fâcheuses circonstances sociales.

Mais n'allons pas si vite ! ne grandissons pas notre sujet trop prématurément; et, sans nous prononcer encore sur la nature de notre dernière épidémie, prouvons, par ce qui advint aux hommes et aux animaux, sous les antécédentes, qu'effectivement elle ne fut point tout à fait comme elles.

§

« Le choléra de 1865 reconnaît, pour causes
» prépondérantes, les données climatériques,
» tout exceptionnelles, qui ont pesé sur nous
» cette année là. »

Telle est, n'est-il pas vrai, notre première assertion ?

Eh bien ! si effectivement elle est juste ; si effectivement les éléments brise, soufflant bon frais, et chaleur sèche, aussi forte que prolongée, figurent au premier rang des causes morbipares d'alors ; évidemment ce fléau dut, partout, régler sa marche, d'une part, sur la force du vent, qui balaya les pays où le mal parut et, de l'autre, sur le temps que le soleil dut mettre à les dessécher et surchauffer plus que de coutume ; temps forcément subordonné à leurs altitudes, latitudes et orientations.

De plus, évidemment encore, ce susdit fléau dut augmenter toutes les fois que notre atmosphère prit un aspect sous-tropical.

De plus, évidemment aussi, chaque fois qu'elle redevint nôtre (c'est-à-dire humide, nuageuse et modérée caloriquement), il dut fléchir.

De plus enfin, non moins évidemment, il dut proportionner sa violence et le nombre de ses martyrs à la résistance vitale que chacun d'eux pouvait lui opposer ; en vertu de ses habitudes hygiéniques, de sa profession, de son sexe et de son âge.

Voyons s'il en fut effectivement ainsi ?

Premièrement ; nous ne sommes tombés malades, nous autres Parisiens, qu'après les Arlésiens ; ceux-ci, qu'après les Marseillais et les Toulonnais ; ceux-ci, qu'après les Italiens et les Espagnols ; ceux-ci, qu'après les Egyptiens et les Arabes ; et ceux-ci, qu'après d'autres peuples plus méridionaux encore.

Secondement ; la mortalité maximum a constamment répondu aux quantièmes où, malgré la splendeur du jour, il gela blanc la nuit ; aux quantièmes où, par conséquent, l'atmosphère parfaitement sèche et diathermane permettait au soleil et au rayonnement nocturne de pousser, dans les 24 heures, jusqu'à leurs maxima respectifs, leurs effets si contradictoires.

Troisièmement ; chaque fois que la température a baissé ; chaque fois que l'été (si je peux ainsi dire) a voulu faire place à l'automne, si lent à paraître cette année là, un mieux sensible s'est manifesté chez les anciens malades, et le nombre des nouveaux a diminué.

Quatrièmement enfin ; les bourgeois ont fourni beaucoup moins de victimes à l'épidémie que les ouvriers ; les ouvriers, toute proportion gardée, beaucoup moins que les ouvrières ; et, toute proportion gardée aussi, ces dernières beaucoup moins que leurs enfants.

Conclusion. — En ce qui concerne les habitudes, professions, sexes et âges des victimes du choléra de 65, aussi bien qu'en ce qui regarde les altitudes, les latitudes et orientations de leurs pays respectifs ; bref, en tout ce qui tient aux données *organisme* et *milieu,* les faits de 65 justifient, on ne peut mieux, mon dire.

Voyons si ceux de 1852, 49 et 32 (32 surtout) peuvent en faire autant.

§

Citons les faits, d'abord : nous les interpréterons, ensuite.

Premièrement, en 52, 49 et 32 surtout, les bourgeois furent presque aussi maltraités que les ouvriers, et, parmi ces derniers, ceux qui travaillaient de tête ne furent guère plus heureux que ceux qui le font des bras. Juste l'inverse de ce qu'on vit en 65 où, comme je l'ai dit plus haut, les bourgeois fournirent, seulement, quelques victimes au fléau, et les travailleurs de tête, pas beaucoup plus : tandis que ceux qui, matériellement, s'usent, pour vivre, supportèrent presque à eux seuls les pertes éprouvées par notre sexe.

Secondement ; en 52, 49 et 32 surtout ; il y eut moins, beaucoup moins de femmes cholérinées que d'hommes ; et, parmi celles qui le furent, peu succombèrent relativement ; c'est-à-dire, eu égard aux pertes éprouvées par notre sexe. Juste l'inverse encore de ce qu'on vit en 65, où les femmes (bien qu'elles soient d'une nature plus souple que la nôtre à se plier au caprice du temps, et bien qu'elles aient aussi des professions moins plastiquement épuisantes que les nôtres), où les femmes, dis-je, devinrent malades en nombre très-notable relativement ; où, parmi celles qui le devinrent, beaucoup le furent, relativement encore, plus que nous ; et où aussi (parmi ces dernières, encore et toujours relativement, c'est à-dire eu égard à la mortalité de notre sexe), beaucoup périrent : celles qui étaient nourrices ayant énormément à souffrir ; celles enceintes, encore davantage ; et celles en couche succombant presque toutes.

Troisièmement enfin ; en 52, 49 et 32 surtout, tout ce qui était en bas âge, tout absolument, tout fut respecté par le fléau. Juste l'inverse aussi de ce qu'on vit en 65 : où, sur les enfants à la mamelle, la mortalité fut monstrueuse ; sur ceux courant déjà, énorme encore ; et, sur les jeunes gens, si inquiétante aussi, qu'il fallut fermer pensions, colléges et même écoles supérieures.

Tels sont, n'est-il pas vrai, les faits constatés par vous, moi, tout le monde, en 1832 et 1865.

Eh bien ! pourquoi les forts et les faibles de ces deux époques ont-ils été si contradictoirement décimés, par un seul et même mal ?

Parce que, tout bonnement, à ces deux époques, les causes profondément déterminantes de ce même et seul mal... les motifs de l'épuisement nerveux préalable, qui nous rend aptes (nous autres Européens) à contracter le choléra sous l'influence de faits occasionnels, quasi-insignifiants : de variations atmosphériques peu accentuées, par exemple...

Parce que, dis-je, les graves événements *de ces deux époques* étaient tels, qu'ils devaient épuiser contradictoirement les forts et les faibles de chacune de ces générations.

En effet, à la première de ces dates, en 32, que voyons-nous peser sur l'Europe, à l'Est comme à l'ouest, à Varsovie comme à Lyon et à Paris? L'imminence d'une guerre internationale et civile, c'est-à-dire un état politico-social qui fatalement préoccupe beaucoup les hommes, peu les femmes, et pas les enfants: tandis qu'à la seconde, en 65, pendant un calme socialo-politique parfaitement plat, à l'Est comme à l'Ouest, sur le bas Danube comme sur la haute Tamise ; c'est un état atmosphérique relativement sous-tropical qui, matériellement, pèse sur tout l'occident, et matériellement, en surmène beaucoup les enfants, un peu moins les femmes. et presque pas les hommes.

Mais, direz-vous, s'il en est ainsi; l'histoire médicale des animaux et même des plantes, pendant la belle saison de 65 doit beaucoup éclairer la nôtre? Tellement qu'elle va nous mettre sur la trace du génie tout spécial à l'épidémie cholérique de cette année-là.

Donc, occupons nous-en au plus vite.

§

Parce que, durant la belle saison de 65 ; la sécheresse et la chaleur se sont prolongées en Allemagne, dans les Flandres et en Angleterre, aussi bien qu'ailleurs : les chevaux, les ânes, les chèvres, les moutons, les porcs et les bœufs (qui vivent sur les bords du Danube, du Rhin, de la Tamise et de leurs nombreux affluents ou voisins) ont souffert, comme les hommes, premièrement, de l'aridité de l'air; secondement, du manque prématuré de fourrages verts; et, troisièmement, ce qui est cent et mille fois pire, de la fraîcheur perfide qu'ils durent chercher, pour leurs poumons et leur estomac, au milieu d'herbes ordinairement submergées.

Donc, ayant souffert comme les hommes. ces différentes espèces animales durent, évidemment, devenir malades, chacune selon sa nature.

Eh bien ! quelles sont celles qui souffrirent le plus ? Quelles sont celles qui le firent le moins ? Et quelles affections contractèrent-elles, et les unes et les autres ?

Les animaux qui souffrirent le plus sont les cochons et les bœufs, que l'homme n'a jamais pu habituer à une alimentation aussi sèche que celle qu'il impose aux moutons, aux chèvres, aux ânes et surtout aux chevaux.

De ces cochons et de ces bœufs, ceux qui souffrirent le plus encore sont les derniers, qui n'ont pas, comme les amateurs de fange, la ressource ultime de vivre en ladrerie.

Et l'affection que ces plus affligés, si délicats stomachiquement et pulmonairement (la pneumonie chez eux est contagieuse, tant ils ont la poitrine sensible)... l'affection, dis-je, que ces plus affligés contractèrent, en mangeant et respirant mal; c'est celle que contractent tous les animaux qui mangent et respirent mal : le typhus.

— Quoi ! la chaleur et la sécheresse, aussi longues que fortes, qui nous valurent le choléra, n'ont fait éclore, chez les grosses bêtes à cornes, que le typhus dit contagieux ?

— Oui, rien de plus facile à comprendre.

Ce qui coûte le plus de pulpe nerveuse; c'est la préoccupation intellectuelle. Or, mieux nous soignons les animaux ; et plus nous pensons pour eux. Donc mieux nous les domestiquons; et plus nous les mettons à l'abri de tout préalable épuisement nervoso-choléripare. Par conséquent, reste, pour eux, en saison comme l'été de 1865, en fait de maladie possible, celle qui provient du mauvais traitement de la chair, autrement dit le typhus. Telle est, à mon sens, le pourquoi du mal qu'ils contractèrent alors ; pendant que nous devenions cholériques. Au surplus, comme vous le verrez dans peu, la différence à établir, entre l'affection qu'ils eurent et celle que nous prîmes, est plus apparente que réelle.

— Très-bien ! Mais si la maladie des bêtes et celle des hommes étaient dans la dépendance des mêmes phénomènes climatériques, forcément elles durent marcher parallèlement ?

— C'est ce qu'elles firent aussi, quant à l'espace et au temps, quant aux localités et aux quantièmes.

Qui ne sait en effet que le typhus, qui décima la race bovine (d'autant plus vite et plus nombreusement qu'elle avait, d'habitude, des soins plus minutieux ; que, d'habitude aussi, on la tenait plus longtemps au vert ; et que, d'habitude encore, elle paîssait des pâturages plus méridionaux : car il arriva, pour lors, aux bêtes, la même chose qu'aux hommes ; celles qu'on transporta dans le nord, y trouvant un climat plus frais, ne furent pas malades) ; qui ne sait, dis-je, que ce typhus parut, tout d'abord, dans les pâturages avoisinant le bas Danube ; ensuite, dans ceux avoisinant le milieu de son cours; après, dans ceux |avoisinant ses sources et par conséquent celles du Rhin ; puis, le long de ce fleuve ; puis encore vers ses bouches ; puis enfin de l'autre côté de la Manche, sur les bords de la Tamise. Si bien que, du fait des vétérinaires anglais, n'y regardant pas plus que nos médecins, les bœufs hongrois furent accusés d'avoir typhoïdé les troupeaux britanniques, juste, aussi justement que les pélerins de la Mecque d'avoir cholériné les populations françaises.

— Ainsi, vous ne croyez pas plus aux pérégrinations du typhus bovin qu'à celles du choléra humain ?

— Peut-être un peu, mais pas beaucoup plus. Et je m'appuie sur ce fait que nos bêtes à cornes alsaciennes, lorraines, picardes et normandes ont à peu près échappé au mal qui tuait leurs voisines.

— Grâce aux précautions prises...

— ... Ou mieux, au simple bon sens de nos fermiers qui (malgré les reproches absurdes qu'on leur adresse de ne savoir pas faire des sujets ultra-gras ; et malgré les médailles, primes et autres séductions qu'on leur offre) continuent à préférer les viandes savoureuses de leurs bestiaux à celle des bœufs et moutons à chandelle qu'on prépare aux gourmets anglo-saxons.

— Mais vous disiez, à l'instant, que mieux on soignait les animaux, et plus on les sauvegardait.

— Les soins diffèrent de l'entraînement, juste autant que l'usage de l'abus. Traitez vos bêtes à corne à la française ; vous en ferez des animaux sains, puissans de toutes manières, et capables par cela même de faire face à des accidents atmosphériques typhy-gênes. Soignez-les, au contraire, à la façon anglaise ; et vous n'en ferez que des spécialités de toutes sortes, toutes également maladives d'abord, toutes également infécondes ensuite, et toutes également prêtes à succomber en même temps devant le même accident morbi-pare. Mais en voici largement assez, trop même, sur l'épizootie de 65 ; revenons en donc à l'épidémie concomitante qui nous concerne : si tant est que nous l'ayons perdue de vue : et disons enfin quel fut son génie tout spécial.

§

Par tout ce qui précède, nous avons établi qu'à l'époque sus-dite ; la brise bon frais, la chaleur et la sécheresse (en s'exagérant et prolongeant) avait fait naître l'état cholérique, chez les hommes fixés entre les Karpathes, les Alpes, les Cévennes, les Pyrénées et la Méditerranée ; en même temps que le typhus, chez les bœufs riverains du Danube, du Rhin et de la Tamise : le tout d'autant plus vite et d'autant plus fort, que les altitudes, latitudes et orientations de ces différents pays s'y prêtaient davantage.

Si bien qu'il y avait alors deux épidémies de même origine, traversant parallèlement l'Europe en écharpe : l'une affligeant notre espèce, et l'autre celle des bœufs : l'une prenant les montagnes du pourtour de la Méditerranée pour ses limites septentrionales ; et l'autre les deux grands fleuves allemands et la Manche, pour ses méridionales.

— Eh bien ! dans l'espace intermédiaire à ces deux longues zones morbides, n'y avait-il donc rien ?

— Oh ! que si ! Dans cet espace, beaucoup moins nettement tranché que je ne l'ai momentanément supposé, il y avait, chez nous, en France (je me restreins exprès pour éviter le vague) il y avait, dis-je, entre le Rhin, d'une part, les Cévennes et les Pyrénées, de l'autre ;

Au nord, à quelque distance du fleuve, dans le bassin de la Somme, imminence du typhus contagieux pour les bêtes à cornes ;

Au sud, presque au pied des montagnes, dans

les bassins de la Gironde et de la Loire, le choléra pour les hommes :

Et dans le bassin intermédiaire à ceux que je viens de nommer, dans celui de la Seine, à Paris, où vous, moi et tant d'autres avons observé *de visu*, il y avait, dis-je, explosion de ces deux maladies à la fois : non pas l'une sur les bestiaux et l'autre sur les personnes, mais toutes les deux sur nous-mêmes.

C'est ce qui explique pourquoi, juste au moment où le choléra tombait sur notre espèce, à Paris, l'autorité faisait afficher sur les murs de Batignolles et de Montmartre la série des précautions à prendre pour sauvegarder les bœufs : et pourquoi aussi, pendant que mouraient ou non ces animaux, nous ne guérissions, nous autres hommes, que par l'intermédiaire d'un typhus, ordinairement léger, ne manifestant sa deuxième période qu'un jour ou deux après qu'avait disparu tout symptôme de morbus, réputé indicus.

Formulée aussi nettement que possible, notre opinion est donc celle-ci :

Pendant la belle saison de 65, nous autres Français, nous autres Parisiens surtout, nous avons eu à supporter deux épidémies superposées ; le choléra et le typhus : le choléra, impétueux, excessif de sa nature, éclatant tout d'abord en masquant son compagnon et commençant la maladie ; le typhus, insidieux, lent, indécis à se montrer, la terminant ou mieux la prolongeant : le choléra, saisissant l'occasion de sa brusque apparition, dans la trop grande fraîcheur du point du jour où le subit passage d'un soleil brûlant à une ombre trop froidement ventilée ; le typhus ayant au contraire puisé, fort à la longue, les causes de sa tardive arrivée, dans la prolongation, aussi énervante qu'asphyxiante, d'une chaleur exceptionnellement sèche, et la détérioration charnelle que l'excès du labeur, l'exiguïté des logements et les qualités plus qu'inférieures des vivres déterminent fatalement chez les travailleurs pauvres ; quand le luxe effréné de ceux qui ne produisent rien élève outre mesure le prix de toutes choses.

Ce qui prouve bien que notre manière de voir n'est pas dénuée de sens, que l'épidémie de 65 fut effectivement complexe ou double, que deux génies morbides présidèrent à son explosion, et que les phénomènes météorologiques surtout fournirent à chacun d'eux l'occasion de mal faire ; c'est que, durant leur commun règne, l'un s'inspira toujours, pour primer l'autre, des ressemblances que nos diverses localités françaises pouvaient offrir (de par leurs qualités géographiques, ou la saison régnante) avec les pays où le typhus et le choléra naissent le plus facilement.

Rendons notre pensée plus claire, en citant les faits à l'appui !

Dans notre Midi, à Toulon, Marseille, Arles, et cœtera et cœtera... parce que la chaleur et la sécheresse arrivèrent subitement et se firent immédiatement si intenses qu'elles imprimèrent au ciel un cachet vraiment torride : l'épidémie cholérique, débutant d'une façon tout à fait asiatique, se montra si foudroyante, si nombreusement et surtout si promptement exterminatrice que, de prime abord, on ne la crut doublée d'aucune autre maladie. Il fallut donc attendre que l'été finît ; que l'automne vînt ; que les données atmosphériques anormalement tropicales disparussent ; et que le fléau s'adressât à des hommes, incontestablement plus vigoureux que ceux dont il avait fait ses premières victimes : pour changer d'avis ; reconnaître que le mal s'éloignait de son type de 1832 ; que, s'il était plus lent à tuer, il était aussi plus lent à guérir ; et qu'enfin il ne rendait ses patients à la santé qu'après leur avoir fait traverser les deux dernières phases d'un léger typhus.

Dans notre Nord, au contraire, parce que la chaleur et la sécheresse ne parvinrent, au plus fort de l'été, qu'au degré seulement où elles retombèrent à Toulon, Arles et Marseille en automne : l'épidémie débuta (à Paris entre autres et tout particulièrement sur les pentes septentrionales de Batignolles et de Montmartre) sans rien présenter d'asiatique ; et, par contre, fit voir, aussi vite que nettement, combien le faible typhus qui la doublait, modérait, par son habituelle indécision, l'empressement ordinaire du choléra franc à tuer ou lâcher sa proie.

§

A propos des accidents, indispositions et maladies que la chaleur et la sécheresse extrêmes de 65 valurent aux animaux ; je n'ai parlé que des chevaux, des ânes, des moutons, et des chèvres, des porcs et surtout des bœufs.

M'est avis cependant qu'en tenant compte, d'une part, de ce qu'éprouvèrent les volatiles et petits quadrupèdes, tant sauvages que domestiques, dont nous sommes entourés ; et, de l'autre, des remarques, observations et propos des agriculteurs, des chasseurs, gourmets et même cuisiniers... M'est avis. dis-je, qu'on aurait pu doubler, tripler ou quadrupler au moins, par de bonnes preuves, la justesse des considérations précédentes.

Et cela, en expliquant pourquoi certains oiseaux, vu leur constitution, émigrèrent pour n'être pas malades; tandis que d'autres, indisposés seulement, se contentèrent de suspendre leurs chansons : pourquoi ceux-ci, grâce à leur tempérament, n'eurent absolument rien, au lieu que ceux-là périrent presque tous: pourquoi telle volaille, tel gibier, telle petite bête de basse-cour ne s'éleva pas bien, ou manqua: pourquoi tel autre ne fournit qu'une viande de qualité fort inférieure: pourquoi, et cœtera et cœtera...

Si j'ai dédaigné cette surabondance de preuves; si même, parlant des cochons, je n'ai pas mentionné l'épidémie de trichines observée en Allemagne, à l'époque où précisément leurs viandes *conservées* durent paraître sur le marché ; c'est que j'ai cité assez de faits pour que chacun se puisse dire : « Oui, tant d'espèces
» ne sont tombées malades, en même temps
» que nous, que parce qu'elles ont, en même
» temps que nous, subi les conséquences du
» cachet torride qu'à revêtu notre atmosphère,
» durant la belle saison de 65. Oui, tant d'es-

» pèces tombant malades, en même temps que
» nous et pour les mêmes causes, ont contracté
» des affections différentes; parce que chacune
» d'elles (comme nous, comme les bœufs et
» autres êtres vivants) a consulté, pour subir
» la commune influence et réagir contre elle,
» son propre tempérament. » ..... Si j'ai, dis-
je, dédaigné cette surabondance de preuves,
c'est que j'ai cité assez de faits, pour que chacun se puisse parler ainsi; et, surtout, c'est
que j'ai voulu ne pas nuire à mes propres ar-
guments, en les traînant jusqu'à ce que fatigue
s'ensuivît.

Je passe au traitement que j'ai cru devoir
opposer aux premiers phénomènes de l'épidémie en question. J'entends parler de sa
phase cholérique.

PREMIÈRE PARTIE ([1])

---

[1] Les rares personnes, qui ont eu la chance de ne jamais voir de cholériques, feront peut-être bien de commencer à lire cette première partie par son dernier chapitre.

PREMIÈRE PARTIE.

CHAPITRE PREMIER.

Du Traitement qu'il convient d'opposer à la série des phénomènes dont l'ensemble constitue l'état cholérique.

Une affection typhoïque légère, offrant des accidents cholériques graves, un, deux, trois jours avant d'entrer dans sa période adynamique, telle fut, suivant moi et beaucoup d'autres médecins, la nature du mal qui s'épidémia, *chez nous*, pendant la belle saison de 1865.

Eh bien! pour triompher de ses premiers accidents, c'est-à-dire de sa crise cholérique, comment avons-nous, ou mieux (car il ne faut engager la responsabilité de personne) comment ai-je manœuvré?

Tout d'abord, je me suis dit :
« A mesure que l'état cholérique nous mène

» de vie à trépas ; la force inhérente à la pulpe
» que fait notre grand sympathique ou, pour
» m'exprimer comme tout le monde, l'influence
» du système nerveux qui gouverne végétati-
» vement nos très-nombreux organes décline,
» par tout notre être, plus vite que celle du
» système rachidien qui les mouvemente ani-
» malement ; et cette dernière, toujours par
» tout notre être, plus vite aussi que celle du
» système cérébral qui ne les influence qu'in-
» telligemment.

» De plus, pendant que nos trois pouvoirs
» gouvernementaux renoncent ainsi, l'un après
» l'autre, à nous maintenir en état normal ;
» notre sang, par le fait d'une révolution qua-
» si-radicale de son mode circulatoire habituel,
» notre sang, dis-je, abandonne de plus en
» plus notre peau, nos membres, notre tête,
» nos poumons, notre foie, nos reins, etc...
» pour se porter, en masse, vers la portion
» digérante de notre tube intestinal.

» De sorte, qu'afin de se dégorger, la mu-
» queuse qui en tapisse la cavité se met à faire,
» de plus en plus aussi, passer, dans son in-
» térieur, tout ce qu'elle en peut extraire de
» liquide.

» Mais comme, à mesure qu'elle travaille
» ainsi, les forces administratives sympa-
» thico-plastiques, rachido-mouvementeuses

» et cérébro-discernantes lui manquent de
» plus en plus ; fatalement, et de plus en plus
» aussi, au lieu d'élaborer, comme de coutume,
» toutes les parties de notre sang, elle ne fait
» que laisser couler, de plus en plus, telles
» qu'elles, celles qui le plus facilement l'abor-
» dent.

» Voilà pourquoi, à mesure que nous allons
» de mal en pis (la simple filtration succédant
» à la sécrétion) nos déjections anales et buc-
» cales se ressemblent de plus en plus ; pour-
» quoi de plus en plus aussi elles ressemblent
» aux dérivées, de moins en moins lointaines,
» du magna que forment les sels les plus so-
» lubles et les parties les plus liquides de notre
» sang ; pourquoi nos efforts vomitifs et défé-
» cateurs persistent, alors que le petit volume
» de ce qui reste à rejeter échappe déjà à nos
» contractions gastro-intestinales ; et pourquoi
» enfin nous souffrons encore, quand hyper-
» suinter et évacuer sont devenus choses im-
» possibles. »

Eh bien ! parce que j'ai commencé par
m'affirmer ces quelques propositions, quitte
(bien entendu) à les justifier plus tard ; forcément j'en ai conclu que, pour triompher de
ce mal si expéditif, je devais, plus expéditive-
ment encore et tout à la fois :

Attirer et rejeter le sang vers la tête, les membres, les poumons et surtout la peau ; afin de l'éloigner le plus possible de la fatale cavité digérante ;

Tout à la fois encore, tonifier la muqueuse de cette fatale cavité digérante ainsi que le restant de notre être ;

Et tout à la fois aussi, engourdir et ratatiner cette susdite muqueuse digérante ; afin de l'empêcher de suinter et même de secréter.

Comment pouvais-je obtenir ce triple ensemble d'effets ?

§

Pour fermer les pores de la membrane qui forme notre cavité digérante et diminuer le plus possible son étendue mal agissante, en la ratatinant ; j'ai employé ce qui change si bien les peaux en cuir : le tanin qui se trouve en si grande quantité dans le sirop d'écorce de ratanhia.

Pour empêcher les glandes de cette susdite membrane, de laisser passer à travers leur tissu, même sous la forme d'un suc intestinal quelconque, les parties liquides et salines du sang ; j'ai paralysé le peu d'activité sécrétante, qui pouvait leur rester, au moyen du laudanum de Sydenham, qui si bien endort toute activité organique.

Pour diminuer l'affluence de ce même sang vers les capillaires de cette re-susdite membrane digérante ; j'ai crispé leur pourtour, et, par tant, rétréci leur diamètre avec de l'acétate d'ammoniaque.

Pour tonifier non seulement ce tube digestif, mais encore l'être tout entier; j'ai donné pour véhicule à cet énergique excitant diffusible ainsi qu'au sirop de ratanhia mentionné ci-dessus, de l'eau distillée de menthe poivrée, dont le goût et la force, autant que la fraîcheur buccale et la chaleur stomachique, feraient suer et rougir un mort.

Pour attirer vers les membres et la peau le sang, qu'il fallait à tout prix éloigner de la cavité abdominale ; j'ai fait frictionner vigoureusement tout le tégument externe avec du vinaigre aromatique chaud (celui qu'on nomme des quatre voleurs vaut mieux que tous les autres, parce qu'il est plus fort) avec du vinaigre aromatique chaud, et, ce faisant, j'ai massé légèrement les muscles.

Enfin, pour autant que possible contraindre à remonter (et vers la tête et vers les poumons) ce même sang, qui les abandonnait comme tout le reste de l'être ; j'ai forcé la

dose d'acétate d'ammoniaque et la concentration de l'eau de menthe poivrée.

§

Par ce traitement (pour peu que l'estomac,
la peau, les muscles et les poumons sentissent
et vécussent encore) quels effets pouvais-
je produire ?

Avec les frictions vinaigrées, je rappelais la
peau à ses fonctions sécrétantes et sensorielles;
partant hématosantes, caloripares et inner-
vantes.

Avec le massage, en faisant contracter et
relacher successivement les fibres musculaires; je dilatais et rétrécissais, successivement
aussi, les artérioles et veinules, qui passent
dans leurs interstices; et, partant, je faisais
aspirer, par les premières, un sang qu'immédiatement je renvoyais, par les secondes, jusqu'aux poumons.

Avec le laudanum de Sydenham ; je m'effor-
çais d'éteindre l'activité suintante des glandes
gastro-intestinales; plus l'activité contractile
de la muqueuse qui les loge; plus encore son
intolérance, si grande, pour tout ce qu'on pouvait ingérer dans son intérieur.

Avec le sirop de ratanhia ; je tonifiais autant
que possible cette membrane digérante; et,

partant, commençais à la rappeler à ses fonctions absorbantes.

Enfin, avec l'acétate d'ammoniaque et la menthe poivrée; je réchauffais vigoureusement cette susdite membrane digérante : pendant que les principes aussi volatils que brûlants de ces deux substances pénétraient, quasi de force, dans ses vaisseaux absorbants; ravivaient, en passant, les chairs qu'ils traversaient; et couraient au plus vite vers les poumons et la peau (seuls organes du corps en contact avec l'atmosphère) couraient, dis-je, au plus vite vers les poumons et la peau; pour leur demander passage et s'échapper, en forçant, celle-ci, à leur prêter un peu de sueur ou de perspiration, afin de couler ou s'évaporer; et, ceux-là, un peu d'haleine ou tout au moins un peu de chaleur, afin aussi de s'exhaler.

§

Cette médication, en irritant directement la peau avec son vinaigre aromatique, ses frictions et son massage, devait, évidemment, la faire fonctionner beaucoup plus que notre muqueuse pulmonaire, accessible, par derrière seulement, à l'acétate d'ammoniaque; et, partant, faire peser, sur cette surface tégumentaire externe, presque toute la responsabilité de la guérison.

Eh bien ! était-ce une bonne chose ?

Oui, c'en était une bonne, très-bonne, excellente même : parce que, vasculairement parlant, nulle surface de notre corps n'est plus éloignée de notre cavité digestive que notre peau : parce que nul organe de notre corps n'est plus facile à surveiller qu'elle : parce que nul ne peut être, plus impunément qu'elle, congestionnée outre mesure ; et, congestionnée outre mesure, plus impunément qu'elle, fonctionner outre mesure aussi ; c'est-à-dire ruisseler de sueur, en attirant toujours, toujours et toujours à elle, un sang qu'il faut, en pareil cas, éloigner, à tout prix, de la fatale portion digérante de nos entrailles, où il perd tous ses liquides.

Faire suer longtemps, et faire suer beaucoup, tout en paralysant l'activité, ou mieux, la passivité suintante de la première portion de notre tube intestinal : telle est donc, suivant moi, la meilleure et la plus rationnelle de toutes les médications à opposer au choléra.

§

Eh bien ! parce que j'attache une importance extrême à cette manière d'agir ; et parce que, au point de vue pratique, elle doit, à elle seule, intéresser plus que tout le restant de ce livre : je me permettrai, avant de justifier fort longuement les considérations que lui servent de base,—je me permettrai, dis-je, de très-minutieusement décrire son modus faciendi.

En conséquence, je dirai :

Dès qu'un individu sera pris du choléra, vous devrez :

Premièrement, l'essuyer, s'il y a lieu, pour enlever l'enduit visqueux, dont il pourrait déjà être couvert;

Secondement, le frotter vigoureusement sur le col, le dos, les fesses, les mollets et les pieds, la poitrine, le ventre, les jambes, les épaules, les bras et les mains (en un mot) tout le corps, par devant et par derrière, ainsi que du haut en bas; le frotter, dis-je, avec un morceau de laine imbibée de vinaigre aromatique chaud, jusqu'à ce qu'il soit rouge comme une écrevisse, ou, tout au moins, jusqu'à ce que vous teniez pour certain qu'il aurait dû devenir tel;

Troisièmement, le coucher dans un lit, bassiné avec quelques baies de genièvre ou du sucre en poudre! si la chose peut être faite promptement. Ceci veut dire qu'une fois frictionné, le patient ne doit pas même attendre une seconde pour être bien recouvert;

Quatrièmement, lui donner à boire une forte cuillerée à bouche de la potion suivante :

Eau distillée de menthe poivrée.   100 gr.
Laudanum de Sydenham......   2
Acétate d'ammoniaque.......   6
Sirop de ratanhia..........   40

S'il ne peut garder cette première cuillerée de potion ; attendez quatre ou cinq minutes, pour lui en donner une seconde ; et, s'il ne peut garder cette seconde, cinq ou six minutes encore pour une troisième. Si cette troisième ne passe pas, attendez six ou sept minutes, pour lui en donner une quatrième ; et, si cette quatrième ne passe pas, sept ou huit minutes pour une cinquième, et ainsi de suite.

Dans l'épidémie qui nous occupe, celle de 65, jamais je ne suis allé jusqu'à la sixième cuillerée sans obtenir la tolérance de l'estomac.

Dès que la potion n'est plus rejetée, donnez-en, pour amener la sueur et puis ensuite pour l'entretenir. une cuillerée à bouche toutes les dix minutes, puis toutes les vingt, puis toutes les trente, puis toutes les quarante, puis toutes les heures, et ainsi de suite ; mais en essayant toujours de prolonger encore ces intervalles de temps. En un mot, tâtez si la transpiration, une fois bien allumée, ne continuera pas d'elle-même ; et si la chose a lieu, laissez votre malade tranquille parfaitement tranquille, sans le troubler, ni découvrir sous aucun prétexte. Sous aucun prétexte, entendez-vous bien ?

Surtout, surtout ! recommandation des plus importantes !! Quoi qu'il vous dise et quoi qu'il fasse, ne lui donnez rien, absolument rien à boire, ni rien, absolument rien à manger, avant vingt-quatre, trente-six, quarante-huit, et même soixante-douze heures, dans les cas très-graves.

Soyez, sous ce rapport, d'une cruauté inexorable, et vous n'aurez qu'à vous en féliciter.

§

Mais, direz-vous, combien de temps faut-il que le malade sue ?

—Douze heures au moins. J'ai fréquemment prolongé la transpiration pendant quinze, dix-huit, vingt-quatre heures ; et, toujours, mes clients s'en sont bien trouvés.

—En pareille occurrence, quel est votre manomètre ?

—Le pouls ! Tant qu'il n'est pas redevenu bien large et bien plein ; et tant qu'il n'a pas battu, dans ces conditions d'ampleur et de plénitude, pendant six heures au moins (huit valent alors mieux que six et dix mieux que huit), je ne change rien, absolument rien au régime que j'impose à mon malade.

— Ainsi, vous ne cherchez même pas, avec des boissons chaudes, à calmer son excessive soif, tout en l'aidant à suer ?

— Jamais, au grand jamais! En fait de sudorifiques, je n'emploie qu'une chose : la potion susdite. Je connais trop bien l'intolérance de l'estomac, pour suspendre facilement le jeûne absolu et prolongé que je lui impose ; et, lorsque je me décide à le faire, c'est toujours avec du vin de Malaga, mélangé d'eau de seltz, que je tâte sa susceptibilité : une ou deux cuillerées à bouche en tout, jamais plus pour commencer.

Si la chose me réussit, je donne alors avec plus de prudence, c'est-à-dire en dose moindre, du bouillon froid, on ne peut plus minutieusement dégraissé. Jamais, je le répète, je ne me suis repenti d'avoir été extrêmement circonspect, en fait de boisson ou de nourriture.

Ceci revient à dire que j'ai toujours laissé à la muqueuse intestinale, avant de lui confier quoi que ce soit, plus de temps qu'il ne lui en fallait pour recouvrer sa tonicité ainsi que son innervation.

— Pour la sueur, êtes-vous aussi timoré ?

— Oui; car un rien suffit à l'arrêter, comme un rien à ramener les évacuations.

Je laisse donc, une fois qu'elle est allumée, mon malade se baigner et nager même dans celle qu'il sécrète, sans le déranger aucunement.

— Ainsi vous ne le changez point.

— Non; je le garnis de mon mieux, et ne le découvre que lorsque je ne peux faire autrement. « Laissez-le cuire dans son jus et traver- » ser couvertures et matelas, pendant 12, 18 et » 24 heures », telle est ma recommandation habituelle.

— Mais, pour les excrétions ?

— Dès que la sueur arrive, elles cessent. D'ailleurs, quoi qu'on en ait dit, elles n'ont rien de nuisible, par elles-mêmes, ni d'incommodant; puisqu'elles sont d'autant plus inertes et d'autant moins odorantes que l'individu est plus malade.

— Et les crampes ?

— Je les soulage en étendant les doigts, les mains, les pieds, les jambes ou les bras, tout doucement et en sens contraire de leur flexion; mais sans rien découvrir, en manœuvrant sous, ou mieux, à travers les couvertures.

—Une dernière question : La formule de votre potion sudorifique et le traitement que vous ordonnez, sont-ils absolus ?

— Non, pas plus l'un que l'autre ; je dirai même que, formulée comme je la présente, cette potion n'est assez forte que pour les cas moyennement graves : et que, sans jamais augmenter la quantité de son véhicule, on peut fort bien, suivant les circonstances, doubler et même tripler la dose de chacun des médicaments qu'il renferme.

Voici la règle à suivre pour la modifier :

Proportionnez la quantité de sirop de ratanhia à l'abondance des évacuations : celle d'acétate d'ammoniaque, à la rareté des efforts sudoraux : la quantité de laudanum à l'intolérance de l'estomac : et la concentration de l'eau distillée de menthe poivrée, que je n'ai jamais trouvée trop forte, au défaut de tonicité générale.

J'estime que dans les pays très - chauds (comme l'Inde et l'Arabie) on a raison d'employer pour véhicule une eau distillée plus stimulante encore ; celle de gingembre par exemple.

Le choléra est moins une maladie cruelle, qui tue en quelques heures, qu'une horrible révolution circulatoire survenant chez un individu profondément et triplement énervé.

C'est là un aphorisme capital, que vous ne devez jamais oublier. Donc, vous ne sauverez votre patient qu'à la double condition d'être plus expéditif et plus cruel que son mal.

Voilà pourquoi vous devez, tant qu'avaler est possible et que la tolérance n'est pas obtenue, insister sur une potion stimulo-astringente qui n'offre aucun danger et agit, alors même qu'elle est rejetée ; vu que son pouvoir topique est incontestable : et voilà pourquoi, surtout vous devez dédaigner, pour combattre ce mal, toute médication qui n'est ni prompte ni violente. Dites-vous bien que n'importe quelle affection vaut mieux que le choléra et tue moins vite que lui. Partant, ne craignez pas de beaucoup oser ; et surtout, si le moral de votre patient est fort affecté, de beaucoup promettre.

Qu'on me permette de citer, à l'appui de cette manière de voir, une de mes observations de 1865.

§

Mme B...., âgée de 25 ans, est accouchée depuis deux mois et nourrit son enfant. Son petit ménage est parfaitement tenu ; mais la chambre qu'elle habite, étant située à l'entresol et donnant sur une cour étroite, manque d'air autant que de chaleur.

Le 5 octobre, dans l'après-midi, cette dame entend parler du choléra. Immédiatement la peur la travaille ; et vers le soir elle extravague.

« Je n'ai plus une goutte de lait... ; je ne
» dois plus mettre mon enfant au sein... Il
» s'empoisonnerait... ; je ne dois même plus le
» toucher... Ma tête se vide,... je deviens
» folle, etc., etc. »

Pendant qu'elle tient ces propos ; les frissons viennent ; les yeux s'excavent ; les vomissements arrivent ; et la voilà tombée dans l'état d'agitation instinctivo-craintive d'une personne qui ne sait plus ce qu'elle cherche.

Dès en entrant, je constate la petitesse de son pouls et l'affaissement complet de ses seins.

Elle me raconte son histoire.

Immédiatement je me moque de sa frayeur ; lui affirme qu'elle n'a pas le choléra ; et lui reproche d'être mauvaise mère.

Tenez-vous bien chaudement, lui dis-je ; avant et par dessus toutes choses mettez-vous des sinapismes sur la poitrine pour faire remonter votre lait. Dès que vos seins seront redevenus gros, lavez-les soigneusement, pour que la moutarde ne pique pas votre enfant, et donnez-lui à téter.

J'ajoute alors, sans avoir l'air d'y tenir beaucoup, qu'elle fera bien pour aider la chaleur à venir, de se frotter avec du vinaigre aromatique ; et, pour faciliter le retour de son lait, de prendre quelques cuillerées de potion.

Une fois rassurée, on la frictionne. Une fois frictionnée, on la synapise ; en même temps qu'on la potionne : et, tout aussitôt, le lait remonte.

Immédiatement l'enfant en profite. Pendant qu'il tête, la face et la peau de la mère se congestionnent ; et puis entrent en sueur : et la santé revient immédiatement.

Grâce à ce double flux sudoral et surtout lacté, Mme B..., tant effrayée, le 5, et si affligée d'avoir perdu son lait, se rassura si vite et redevint si bonne nourrice que, le 12, elle prit un nourrisson.

CHAPITRE DEUXIÈME.

Comme quoi ; ce qui se voit et ce qui se passe, en notre cadavre,
quand le choléra nous a tués, commence à justifier les assertions qui servent de base au traitement proné ci-dessus.

« A mesure que l'état cholérique nous mène
» de vie à trépas :
» La force inhérente à la pulpe que fait
» notre grand sympathique ou, pour m'ex-
» primer comme tout le monde, l'influence du
» système nerveux qui gouverne végétative-
» ment nos très-nombreux organes, décline,
» par tout notre être, plus vite que celle du
» système rachidien qui les mouvemente ani-
» malement ; et cette dernière, toujours par
» tout notre être, plus vite aussi que celle du
» système cérébral qui ne les influence qu'in-
» telligemment.
» De plus, pendant que nos trois pouvoirs
» gouvernementaux renoncent ainsi, l'un après
» l'autre, à nous maintenir en état normal ;
» notre sang, par le fait d'une révolution
» quasi-radicale de son mode circulatoire ha-

» bituel... notre sang, dis-je, abandonne de
» plus en plus notre peau, nos membres, notre
» tête, nos poumons, notre foie, nos reins,
» et cœtera; pour se porter en masse vers la
» portion digérante de notre tube intestinal.

» De sorte qu'afin de se dégager, la mu-
» queuse, qui en tapisse la cavité, se met à
» faire, de plus en plus aussi, passer, dans son
» intérieur, tout ce qu'elle en peut extraire de
» liquide.

» Mais comme, à mesure qu'elle travaille
» ainsi, les forces administratives sympathico-
» plastiques, rachido-mouvementeuses et cé-
» rébro-discernantes lui manquent de plus en
» plus: fatalement et de plus en plus aussi, au
» lieu d'élaborer comme de coutume toutes
» les parties de notre sang; elle ne fait que
» laisser couler de plus en plus, telles qu'elles,
» celles qui le plus facilement l'abordent.

» Voilà pourquoi, à mesure que nous allons
» de mal en pis (la simple filtration succédant
» à la sécrétion) nos déjections anales et buc-
» cales se ressemblent de plus en plus; pour-
» quoi, de plus en plus aussi, elles ressemblent
» aux dérivées, de moins en moins lointaines,
» du magna que forment les sels les plus so-
» lubles et les parties les plus liquides de
» notre sang; pourquoi nos efforts vomitifs
» et défécateurs persistent, alors que le petit

» volume de ce qui reste à rejeter échappe
» déjà à nos contractions gastro-intestinales ;
» et pourquoi enfin nous souffrons encore,
» quand hypersuinter et évacuer sont devenus
» choses impossibles. »

Telle est, n'est-il pas vrai, la manière de concevoir l'accès cholérique mortel, qui a servi de base au traitement prôné ci-dessus ?

Eh bien ! de deux choses l'une : ou cette conception est juste, et la médication rationnelle qu'elle inspire sauve : ou elle est fausse, et cette même médication rationnelle tue.

Or cette médication sauve.

Donc elle est bonne.

Donc la manière de voir qui l'inspire est juste.

Donc enfin, et c'est là que je veux en venir, les faits auxquels elle fait allusion doivent (seuls ou logiquement combinés) suffire à expliquer les innombrables phénomènes anatomo-physiologiques anormaux que présente le choléra en ses diverses phases.

Eh bien ! prouvons qu'effectivement il en est ainsi.

Autrement dit, pour qu'on partage notre manière de voir et surtout d'agir, montrons que tout ce qui se passe en nous (pendant que ce déplorable état morbide se prépare, tant qu'il dure, et après qu'il nous a tués) tient précisément à ce que les trois ou quatre grands faits solidaires, parfaitement solidaires, dont il vient d'être question, vont s'accomplir ; s'accomplissent ; et se sont accomplis.

Fort bien ! me direz-vous, mais n'oubliez pas qu'il n'est point d'effet sans cause, point de modification anatomique et physiologique sans modification parallèle dans le milieu matériel ou moral qui nous entoure.

Donc nous ne vous croirons pas ; et, partant, nous ne vous imiterons point : ou vous nous démontrerez qu'à mesure que le choléra croit, règne, et décline, ces sus-dits grands faits solidaires (parfaitement solidaires) vont s'accomplissant de plus en plus, puis tout-à-fait, puis de moins en moins, en nous ; parce que le monde matériel ou moral qui nous entoure va déposant (de plus en plus aussi, puis tout-à fait, et puis de moins en moins) sur notre enveloppe cutano-muqueuse ou notre surface cortico-cérébrale, des impressions morbipares (d'origine cosmique ou sociale) croissantes d'abord, fortes ensuite et déclinantes après.

— Soit !

Mais parce qu'on ne peut tout faire à la fois ; laissez-moi renvoyer aux deux parties qui suivront celle-ci, la belle et grande question de la genèse du choléra, *tant chez les autres que chez nous* ; et souffrez que je commence par justifier, en celle-ci, la manière de voir qui sert de base au traitement que je prône ; en montrant que les trois ou quatre grands faits, dont elle expose le mécanisme cruorique et jusqu'à un certain point les causes nerveuses, suffisent, à eux seuls, à rendre parfaitement compte des mille et mille modifications anatomiques et physiologiques (ou mieux, statiques et dynamiques) dont notre corps devient le théâtre, lorsque le mode vitalo-cholérique nous a tués, pendant qu'il nous torture et durant qu'il se prépare à le faire, soit qu'il y parvienne, soit au contraire qu'il y échoue.

Donc, sans plus tarder, j'entame la kyrielle des explications justificatives en commençant par l'énumération des faits.

Série des faits.

Paragraphe premier. — Le cadavre de celui que le choléra vient de tuer se raidit bien plus vite ; se décompose bien plus lentement ; et, vu la durée du mal, est bien plus amaigri que le corps de toute personne succombant à une autre affection.

Son aspect, si le défunt était de race blanche ou colorée seulement, est bleuâtre; son visage grippé; ses mains et ses pieds crochus, quasi fermés comme pour saisir.

Second paragraphe. — Dans ses veines et veinules; on trouve des cylindres sanguins d'autant plus petits, d'autant plus durs et d'autant plus noirs qu'ils sont plus éloignés de la fatale cavité digérante.

Troisième paragraphe. — Enfin toutes ses parties, tant intérieures qu'extérieures, sont diminuées de volume; desséchées intersticiellement; et (sauf la peau, chez le nègre seulement), foncées en couleur, plus qu'après aucune autre maladie).

Quatrième paragraphe. — Une seule partie du corps (la membrane muqueuse de notre tube intestinal, en sa portion digérante surtout, et rien qu'à sa face interne ou alimentaire) fait exception à ce que renferment les trois paragraphes précédents.

Je dis : face interne ou alimentaire; parce qu'autant cette membrane muqueuse se montre de son côté péritonéal bleuâtre, sèche et même happante au doigt; au lieu d'être, suivant son habitude, parfaitement lubréfiée, lui-

sante et blanche : autant de son côté glandu-
leux elle est boursoufflée, flasque et pâle ; au
lieu d'être, suivant son habitude aussi, assez
consistante et rouge, voire même cramoisie,
comme quand elle sécrète ses sucs digestifs.

Les faits une fois énoncés, procédons à leur
interprétation en restant fidèle à notre pro-
messe. Autrement dit, rendons-en compte en
ne faisant jamais que combiner une ou plusieurs des propositions, rappelées en tête de
ce chapitre, avec certaines vérités anatomiques aussi incontestables et incontestées que
celles-ci : « tous nos tissus quels qu'ils soient,
» (durs ou mous, cervelle ou dents),
» sont tellement criblés d'artères, d'artérioles
» et de capillaires artériels, de veines, de vei-
» nules et de capillaires veineux, que, somme
» toute, on peut les considérer comme de
» véritables éponges à sang. »

Explication des faits renfermés dans le quatrième paragraphe.

Tous nos tissus ne sont que de véritables
éponges à sang.

Donc ils ne peuvent être bien replets, bien
colorés, bien élastiques et suffisamment chauds
ou froids, bref, bien frais, vitalement parlant,
qu'autant que notre liquide nourricier les pé-

nètre bien de toutes parts et se trouve lui-même
bien constitué.

Qu'autant qu'il est, par conséquent, un mélange en bonnes proportions des liquides,
citrins à peine, qui forment son sérum ; des
solides, blancs ou rouges, qui forment ses globules ; et des gaz, de l'oxygène surtout, qui servent à vermillonner une partie de ces derniers.

Qu'autant, par conséquent enfin, que tous
nos dépurateurs sanguins (savoir : nos poumons, énormément, et notre peau, notre foie,
nos reins, plus ou moins, suivant la saison)
remplissent respectivement bien leur office ;

Qu'autant, surtout, que les premiers remplissent exactement le leur : puis qu'en nul
autre organe de notre corps le phénomène de
l'hématose ne s'accomplit aussi bien que chez
eux.

Eh bien ! parce qu'ils ne peuvent être bien
frais, vitalement parlant, qu'à toutes ces con-
ditions-là ;

Si, par le fait d'une crise cholérique violente
jusqu'à la mort, notre sang déserte le plus possible nos poumons, notre peau, notre foie, et
cœtera... pour se porter le plus possible aussi
vers la portion digérante de notre tube intestinal... et le plus possible s'y dépouiller de ses

liquides et sels, si indispensables à l'incorpo-
ration de l'oxygène aux globules... en faisant
traverser à ses susdits éléments, sels et liquides, la muqueuse de cette cavité digérante...
juste au moment où elle est le plus plastiquement énervée, le plus inhabile à fabriquer ses
sucs normaux, gastriques duodéniques, et cœtera :

Forcément cette membrane sécréto-digé-
rante sera (de plus en plus, de son côté glan-
dulo-baveux) lavée, relavée, surlavée, trem-
pée, retrempée, détrempée; forcément donc
elle paraîtra, lors de l'autopsie, aussi pâle,
aussi flasque et aussi molle que le serait un
morceau de gras-double, qu'on aurait fait ma-
cérer et traverser par tout ce qu'il y a précisément eu de liquide rejeté, soit par haut, soit
par bas, pendant toute la durée du mal :

Tandis que, non moins forcément et par
contre, cette même membrane digestive, du
côté de son autre face, celle externe ou pé-
ritonéale, si richement arborisée de vaisseaux
artériels et veineux..., cette même membrane,
dis-je, se montrera d'autant plus bleuâtre,
d'autant plus sèche, voire même d'autant plus
happante au doigt que le sang se sera mieux
désoxygéné, en fuyant les poumons, la peau, et
cœtera... pour affluer sur elle; et qu'une fois
sur elle il se sera d'autant plus épaissi et noirci

qu'il aura fait, plus vite et plus abondamment, filtrer du côté opposé tout ce qu'il renfermait de liquides, citrins à peine, et de sels incolores et solubles.

Quel mélange, teinté par des corpuscules en suspension dans son intérieur, ne fonce pas à mesure qu'on le concentre ?

Explication des faits renfermés dans le troisième paragraphe.

Nos tissus ne sont en somme que de véritables éponges à sang.

Donc ils ne peuvent être bien replets, bien colorés, bien élastiques, et cœtera...; bref, bien frais, vitalement parlant, que si ce susdit sang y abonde en bon état d'hématose.

Donc, si, par le fait d'une crise cholérique, violente jusqu'à la mort, il abandonne peau, poumons, reins, et cœtera, plus qu'il ne fait en toute autre maladie ; pour exclusivement affluer vers la cavité digérante de notre tube intestinal; et le plus possible verser, en elle, ses parties liquides et salines, en ne laissant derrière celles-ci que ses globules de plus en plus difficiles à mouvoir et de plus en plus noircis, faute de véhicule et d'oxygène :

Forcément nous trouverons, à l'ouverture du cadavre, toutes ses parties (tant extérieures qu'intérieures) plus sèches intersticiellement, plus diminuées de volume, et plus foncées en couleur qu'après aucune autre maladie : et forcément aussi, dans tous les organes excréteurs ou sécréteurs que nous couperons, la fatale cavité digérante exceptée, nous trouverons des excrétions, sécrétions ou concrétions d'autant plus sèches, que nous chercherons plus loin de l'estomac et du duodénum.

Explication des faits renfermés dans le second paragraphe.

Parce que nos tissus, véritables éponges, doivent leur chaleur et leur souplesse vitales à notre sang ; et parce que ce dernier se refroidit et coagule d'autant plus vite, que l'oxygène lui manque davantage et qu'anatomo-physiologiquement les vaisseaux qu'il traverse ressemblent moins à ceux que renferme notre mésentère, à ceux qu'influence notre boue sphénique :

Si, par le fait d'un accès cholérique violent jusqu'à la mort, notre sang afflue le plus possible vers ce dit mésentère ; après avoir le plus possible fui nos poumons, notre peau, et cœtera : ce qui l'aura le plus possible désoxygéné :

Forcément nous le trouverons d'autant plus noir, d'autant plus vite refroidi et d'autant plus coagulé en cylindres petits et durs, que

nous le chercherons en des veines plus éloi-
gnées de notre abdomen.

Parce que, dans le choléra violent jusqu'à la
mort, l'oreillette droite de notre cœur hume,
plus avidement qu'en aucune autre maladie,
tout ce que nos tissus peuvent rendre de
liquide à nos veines et veinules ; afin de recon-
stituer à notre sang un sérum, que notre ven-
tricule gauche envoie continuellement se perdre par notre fatale cavité digérante ;

Parce que ce double jeu, de notre quadruple pompe cardiaque, ne fait que dessécher
de plus en plus toutes nos chairs ;

Et parce qu'une chair quelconque se conserve d'autant mieux qu'elle est plus sèche,
plus exsangue et plus saine au moment du
trépas :

Notre corps, cadavérisé par le fait du choléra, se décompose bien plus lentement qu'a-
près toute autre maladie ; et, vu la durée du
mal, est bien plus amaigri aussi.

Parce que nous sommes plus enclins à prendre et retenir qu'à donner et offrir ; ce qui

veut dire, anatomiquement parlant, que nos muscles extenseurs, dilateurs et expenseurs sont moins forts et moins exercés que nos muscles attireurs, fléchisseurs et constricteurs :

Toutes les fois que, par le fait d'une crise cholérique mortelle, notre sang (devenu de plus en plus rare, de plus en plus épais, et de moins en moins vivifiant) laissera chaque faisceau de fibres contractiles primer son antagoniste, en raison directe de son volume et par le seul effet de son élasticité physique ou, mieux encore, de sa force rétractile de dessiccation :

Nos muscles attireurs, fléchisseurs et constricteurs, plus volumineux que les autres, gripperont tout naturellement les traits de notre visage, vers notre bouche et nos narines ; et, tout naturellement aussi, courberont nos doigts vers la paume de nos mains comme nos orteils vers la plante de nos pieds.

§

A propos de ce qui arrive ou de ce qu'on trouve en notre corps, lorsque le choléra nous a tués ; je devrais, pour être complet, prouver autant de fois que nous avons d'organes, que les quatre grands faits, énoncés en tête de ce chapitre, sont réellement cause de tout ce qui se passe aux parties lésées. Mais parce qu'à

force de se répéter on détermine la fatigue ;
partant, l'ennui ; et, partant aussi, l'incrédu-
lité : je laisse, aux amateurs de détails, le soin
d'imiter les raisonnements qui précèdent, autant de fois qu'ils le voudront, à l'occasion de
tels ou tels organes qu'il leur plaira d'examiner plus particulièrement : et me contente
de terminer ce premier tiers d'une démonstration, qui fatalement sera longue, par
l'examen et l'interprétation des évacuations
liquides.

Ce que signifient les déjections.

Les faits d'abord. Chez tous les malades,
(qu'ils soient anglais ou indiens, français ou
égyptiens, russes ou arabes, septentrionaux
ou méridionaux, occidentaux ou levantins,
peu importe), chez tous les malades, dis-je,
les déjections sont les mêmes ; et ces déjections, vomies ou excrémentées, se ressemblent d'autant plus entre elles que l'état cholérique s'aggrave davantage : si bien qu'en
dernier ressort, anales et buccales, deviennent
identiques.

— Eh bien ! anales ou buccales, que sont-
elles pour commencer, et que sont-elles pour
finir ?

—Pour commencer ; ces déjections se composent des aliments solides ou liquides antérieurement ingérés et transformés plus ou moins bien par le travail digestif. On y trouve donc (outre les matières chimifiées, chylifiées ou excrémentées déjà) des sucs gastriques, hépatiques, pancréatiques, intestinaux, et cœtera, et cœtera..., élaborés ou conservés plus ou moins bien eux-mêmes.

— Et pour finir ?

— Pour finir, ces susdites déjections ne sont, où qu'on les prenne, qu'un seul ou même liquide (à peine citrin de son propre chef) teinté par des concrétions blanchâtres, molles, onctueuses et semblables à des grains de riz très-cuits.

— Dans ces déjections que trouve-t-on ?

— L'analyse physico-chimique fait voir, dans leur partie liquide, une portion de sérum et des alcalis, plus ou moins purs, qui manquent au sang resté dans les veines ; et, dans leurs parties solides, une partie des matières fibrineuses, et albumineuses, plus ou moins pures aussi, qui lui manquent également. Ce qui revient à dire qu'instruments et réactifs n'y ont jamais pu saisir que des produits dérivés de nos éléments cruoriques.

— Que la physique ou la chimie n'ait pas trouvé autre chose en ces liquides (réputés cholérinants, par ceux-ci, ou cholérinés, par

ceux-là), c'est possible : mais l'expérimentation biologique?

— L'expérimentation biologique n'a pas,
quoi qu'on en ait dit, fourni davantage, et le
soi-disant virus cholérinant est si bien un my-
the! qu'on a bu; pris en lavement; et projeté
sous la peau une quantité notable de déjections, réputées choléripares; ou bien encore
aspiré leurs vapeurs à pleins poumons, sans
rien, absolument rien produire.

— D'où vous concluez?

— Qu'il n'y a pas plus, dans ce que rendent
les cholériques, de virus cholérinant liquide,
solide ou gazeux constatable ou constaté; qu'il
n'y a de miasmes, ovules, ferment ou traîtrise
indienne ou mecquoise, boudhiste ou musul-
mane, dans l'air qu'ils respiraient quand ils
tombèrent malades.

— Ainsi vous ne croyez à aucune spécificité,
dans le morbus...

— ... Dit *indicus*. A aucune! Et, partant, à
aucune possibilité de contagion! Le tout, pour
ce très-bon motif, que je ne vois, chez ceux
qui deviennent cholériques, pas plus de période incubatoire, que de période éliminatoire
et de période réparatoire plastico-charnelle.

— Mais alors, comment expliquez-vous cette
surabondance de liquide.

— Par la nécessité pure et simple où se

trouve notre muqueuse digérante de se débarrasser, *a ventro*, de la surcharge que lui impose, *a tergo*, notre ministère végétativo coor-
dinateur : quand, pour obéir à des conditions
de milieu et des nécessités d'organisme que
je ferai connaître plus tard, il s'acharne encore à projeter la masse de notre sang vers la
première portion de notre muqueuse gastrique ;
alors qu'au lieu de pulpe nerveuse plastico-
végétative, il ne lui reste plus que de l'influence
rachidienne, que de la force nerveuse con-
tractilo-animale.

CHAPITRE TROISIÈME.

Comme quoi, une partie de ce qui se voit et de ce qui se passe, en notre corps, pendant que le choléra nous mène de vie à trépas, continue à justifier les assertions qui servent de base au traitement prôné ci-dessus.

Si, dans ce troisième chapitre destiné à continuer de justifier les assertions qui servent de base au traitement prôné ci-dessus, je ne parle ni de ce qui se voit ni de ce qui se passe du côté de notre appareil digestif, pendant que le choléra nous mène de vie à trépas, ni non plus de ce qui se voit et de ce qui se passe du côté de notre appareil génito-urinaire ; ce n'est aucunement, pour éviter des explications difficiles : mais purement et simplement pour beaucoup abréger ; et surtout (surtout !) pour ne pas ressasser indéfiniment les mêmes idées.

En effet, tout ce que je pourrais dire au sujet des états et actes pathologiques abdominaux, dont nous venons d'interpréter si longuement les résultats cadavériques et dont si longue-

ment nous expliquerons bientôt les préparatifs, ne pourrait être qu'un entre-deux très-
court et très-pâle (sinon inutile) de ce que nous
venons d'analyser et de ce qui nous reste à
étudier encore.

Je me contenterai donc, en ce deuxième
tiers de la très-longue justification que je poursuis, d'interpréter les faits et gestes anormaux
de notre muqueuse aérienne et de notre peau
(successivement envisagées comme appareils
servant à notre vie végétative, d'abord ; à notre vie animale, ensuite ; et à notre vie mentale, après), les faits et gestes, dis-je, de notre
muqueuse aérienne et de notre peau ; pendant
qu'elles sont et fonctionnent en mode vital
cholérique.

Comme quoi ce qui se voit et ce qui se passe du côté de
notre muqueuse aérienne, pendant que le choléra nous
mène de vie à trépas, continue de justifier les assertions
qui servent de base au traitement prôné ci-dessus.

Pour être et fonctionner, en tant que membrane végétative, notre muqueuse naso-bucco-
laryngo-pulmonaire doit extraire, de notre
liquide nourricier,

1° Les matériaux de sa propre structure ;

2° Ceux du mucus qu'elle fait pour devenir
humide ; partant, perméable ; et, partant
aussi, inhalo-exhalante ;

3° Enfin, ceux surtout de son précieux acide pneumique.

Je dis : précieux ; parce que, sans lui, les éléments cellulo-fermenteurs et fermento-biologiqueurs de cette muqueuse ne sauraient puiser ni rejeter, dans l'air, ce qui leur sert à faire passer nos globules sanguins du bleu au rouge ; ou, si mieux vous aimez, de l'état de corpuscules asphyxiés par un excès d'acide carbonique et se figeant presque de froid, en nos veines initiales, à celui d'êtres primordiaux ressuscités par un surcroît d'oxygène et brûlant de se précipiter en nos artérioles ultimes.

Pour être et fonctionner, dis-je, en tant que membrane végétative, notre muqueuse aérienne doit effectuer ces trois opérations indispensables ?

— Evidemment.

— Eh bien, le pourra-t-elle ? Si, par le fait d'un état cholérique empirant jusqu'à la mort, l'innervation plastique doit décliner, de plus en plus, chez elle ; à mesure que le sang l'abandonnera.

— Certainement non !

— Alors que deviendra-t-elle ; et que fera-t-elle ?

— 1° Forcément, faute de sang et d'innervation ou (ce qui est tout un) de matériaux plastiques et de pulpe administrative ; elle ne pourra construire les éléments de son épaisseur ; et sera dans l'obligation de l'avouer, en devenant plus mince.

2° Forcément encore, pour ce double motif ; elle ne pourra fabriquer le mucus qui la rend humide (partant) perméable et (partant aussi) inhalo-exhalante ; et sera encore dans l'obligation de l'avouer en devenant, de moins en moins prodigue de vaporeuse et tiède haleine.

3° Forcément enfin, toujours pour ce même double motif, elle ne pourra sécréter son précieux acide pneumique (agent si indispensable à son activité fermento-artérialisante ou catalitico-biologicante) et, pour la troisième fois, sera dans l'obligation d'avouer son impuissance, en se montrant de plus en plus bleue et de moins en moins inhalo-exhalante ; c'est-à-dire, de moins en moins hématosante en présence de tout gaz globulo-rubéfiant, y compris l'oxygène lui-même.

Mais, direz-vous, notre muqueuse aérienne n'est pas seulement une membrane végétative ; elle est encore une surface animale.

— Aussi vais-je examiner ses faits et gestes à ce nouveau point de vue.

§

Pour exister et fonctionner, en tant que membrane animale, que faut-il à notre muqueuse aérienne ?

— Etre (par le fait des papilles sensorielles, glandes et muscles, situés dans son épaisseur) aussi nervoso-reflexement impressionnable qu'expressive : ou, si mieux vous aimez, aussi capable (sans que nous y pensions aucunement) de s'épanouir, afin d'aspirer et dissoudre les bons fluides, pour en tirer parti ; que d'éternuer et tousser, en hypersécrétant et se crispant pour noyer et chasser les mauvais.

— Eh bien ! ces opérations assez complexes, les pourra-t-elle accomplir si (la force nervoso-végétative et le sang lui manquant déjà, pour opérer la turgescence de ses papilles sensorielles et l'approvisionnement de ses glandes protectrices) le sang encore et l'innervation animale lui manquent aussi ; pour accomplir, tonifier et commander reflexement les muscles constricteurs ou expenseurs qui pourraient le mieux seconder ses automatiques efforts ou d'expiration.

— Evidemment non.

— Donc en devenant de plus en plus inerte, aussi bien sécrétoirement que mécaniquement et partant caloriquement, en présence des vapeurs les plus odorantes et les plus caustiques, celles de l'ammoniaque entre autres ; elle confirmera par un nouveau genre d'impuissance, tout ce qu'auront indiqué ses phénomènes végétativo-pathologiques.

— Soit, direz-vous à nouveau, mais cela ne suffit point encore ; car non-seulement notre muqueuse aérienne est une membrane végétative et, qui plus est, une membrane animale ; mais, en outre et surtout, elle est une surface auxiliairo-mentale dans sa région laryngo-bucco-nasale. Donc montrez-nous que, par une troisième sorte de plaintes, elle reconfirme toutes ses doléances animalo-végétatives.

— Soit, montrons-le !

§

Pour être et fonctionner, en tant que membrane auxiliairo-mentale ; il faut, n'est-il pas vrai, que notre muqueuse aérienne, par son très-facile et surtout fort précis froncement, seconde bien facilement le jeu des muscles volontaires qui la doublent, en notre larynx, en notre langue, en notre palais, en nos joues, en nos lèvres, nos narines et peut-être aussi nos bronches.

— Evidemment.

— Donc il leur faut au préalable, à ces sus-dits muscles volontaires (pour être aussi obéis-sants que bien commandés) autant de sou-plesse et de tonicité animale, qu'à leur mem-brane protectrice d'humidité végétative.

— Evidemment encore ; sans quoi nous ne pourrions ni parler, ni même grimacer à notre aise.

— Eh bien ! toutes ces conditions pourront-elles être satisfaites si (quand le sang et l'in-nervation sympathico-rachidienne iront man-quant de plus en plus aux muscles et à tous les organes inhérents à la muqueuse de nos voies aériennes) l'influence cortico-cérébrale, autrement dit le commandement, vient, lui aussi, à leur manquer de plus en plus.

— Certainement non !

— Alors qu'adviendra-t-il ?

— Forcément, il adviendra qu'à des ordres de plus en plus imparfaits correspondront des paroles de moins en moins précises et de plus en plus voilées ; qu'à ces dernières succédera l'aphonie ; qu'à cette dernière encore succé-dera l'impossibilité du soupir lui-même ; et que finalement le malheureux cholérique mourra, sans avoir pu même expirer.

Comme quoi ce qui se voit et ce qui se passe du côté de notre
  peau, durant que le choléra nous mène de vie à trépas, continue de justifier les assertions qui servent de base au traitement prôné ci-dessus.

En tant que membrane végétative, notre
peau est formée, comme toute écorce :

D'une sorte d'écaille, épidermo-défensive,
composée de cellules plus ou moins transparentes ;

Plus d'une couche de granulations pigmen-
taires, plus ou moins abondantes ainsi que
plus ou moins colorées suivant les races et
les individus ;

Plus d'un corps muqueux, leur donnant
naissance ;

Plus d'une infinité de papilles vasculaires,
recouvertes, ou mieux, encastrées en ce dit
corps muqueux : papilles diversement alignées
suivant les régions qu'elles occupent, et tra-
hissant leur présence par les innombrables
lignes courbes qu'on nous voit surtout aux
pieds et aux mains ;

Plus d'un feutrage dermique, à fibrilles jaunes et blanches, leur servant de support ainsi
que d'origine ;

Plus de glandes sébacées ;

Plus de bulbes pilleux ;

Plus de glandes sudorales ;

Plus d'artères, de veines, de lymphatiques et de nerfs, dont les extrémités ultimes vont se terminer en anses anastomotiques ou bien en raquettes dans les papilles susdites;

Plus, enfin, d'un coussinet cellulo-graisseux; dans l'épaisseur duquel se logent les plus grosses branches des vaisseaux et nerfs, dont il vient d'être question, ainsi que ceux des objets susdits auxquels ne suffit point l'épaisseur de la peau.

Telle est, n'est-il pas vrai, la composition anatomique de notre peau, considérée comme membrane végétative seulement.

Eh bien! pour fonctionner, en cette qualité, comment s'y prendra-t-elle?

Pour fonctionner végétativement, c'est-à-dire, à l'instar d'une écorce travaillant plastiquement au contact du monde, pour elle et surtout pour l'être qu'elle recouvre;

Premièrement, elle imbibe sa cuirasse épidermique de liquide sudoral et d'huile sébacique; afin de la rendre aussi perméable aux éléments désassimilés, qu'elle veut expulser, qu'à ceux assimilables qu'elle compte absorber;

Secondement, elle absorbe ceux-ci, en rejetant ceux-là;

Toisièmement enfin, avec ces derniers (gaz, vapeurs, ou agents physico-chimiques) elle répare hématosiquement et de son mieux, en ses papilles vasculaires, notre sève ascendante cruorico-veineux; en même temps qu'elle se répare elle-même.

Fort bien, me direz-vous, incontestablement elle fait l'une après l'autre, ou mieux tout à la fois, ces trois opérations; mais pour en venir à bout comment si prend elle?

Elle s'y prend comme voici :

Tout d'abord, afin d'assurer à sa chlorophyle animale son maximum d'action chimico-vitalisante ; elle bronze son pigmentum, autant que le permettent les qualités de l'atmosphère qui la touche et la race de l'être qu'elle recouvre ;

Ensuite elle donne, à ses poils ou à son duvet, la rigidité qui règle, tant bien que mal, et l'épaisseur et la mobilité de la couche d'air en contact avec elle; épaisseur et mobilité qui président, à leur tour, à la déperdition plus ou moins grande et plus ou moins prompte de notre calorique périphérique ;

Enfin (car elle n'est cruoriquement et administrativement approvisionnée que pour un certain temps) elle appelle, en son tissu et surtout en ses papilles fibrilo-vasculaires souspigmentaires, le sang veineux, qu'elle doit dépurer ; plus la pulpe sympathico-nerveuse, qui doit présider à ce travail ; plus le sang artériel qui doit soutenir son activité.

Je dis sang artériel ; parce que (s'il est possible, avec du sang impur, de sécréter du liquide à peu près sudoro-sébacique ; en suant froid) on ne peut, du moins, faire du beau et bon pigmentum, du bel et bon charbon organico-culinaire, qu'avec des globules sanguins riches en éléments oxygéno-ferrugineux.

Bronzer son pigmentum, dresser convenablement ses poils ainsi que son duvet, et s'approvisionner convenablement aussi cruoriquement qu'administrativement sont donc, je le répète, les conditions anatomo-physiologiques auxquelles notre peau doit satisfaire ; pour être et fonctionner convenablement, en tant que membrane végétative.

Eh bien ! si, par le fait d'un état cholérique empirant jusqu'à la mort, l'innervation plastique s'en va, déclinant de plus en plus chez elle, en même temps que, de plus en plus aussi le sang vient à lui manquer, pourra-t-elle se conformer à ces trois exigences ?

Evidemment non !

Alors qu'adviendra-t-il ?

Forcément il adviendra :

Premièrement, que, faute de matériaux cruoriques et de pulpe administrative, elle (notre peau) ne pourra plus construire les éléments de son épaisseur ; ce qu'elle avouera en devenant de plus en plus mince :

Deuxièmement, que, faute de matériaux cruoriques et de pulpe administrative, elle ne pourra plus fabriquer le double enduit sudoro-sébacique dont relève son humidité, partant sa perméabilité, partant encore, son pouvoir inhalo-exhalant ; ce qu'elle accusera en devenant de moins en moins prodigue de vaporeuse et tiède perspiration ;

Troisièmement, que faute de matériaux cruoriques et de pulpe administrative, elle ne pourra plus entretenir la turgescence de ses papilles vasculaires ni celle, non plus, du corps muqueux qui les recouvre : ce qu'elle avouera en diminuant la coloration du pigmentum que fait celui-ci et fonçant la teinte veineuse du sang que n'auront point artérialisé celles-là. D'où résulteront, pour le blanc, faute de son incarnat ordinaire, une coloration énormément plus foncée que celle de sa teinte habituelle ; et, pour le nègre, tout au contraire, faute aussi de son beau noir d'ébène accoutumé, une teinte sensiblement plus claire que celle qu'il offre en bonne santé.

Quatrièmement, il adviendra forcément que, faute de matériaux cruoriques et administrateurs, la nutrition des poils de notre peau ne se faisant pas mieux que celle de leur matière colorante, nos cheveux, notre barbe et notre duvet perdront toute rigidité.

Cinquièmement enfin, toujours faute de sang (de sérum surtout) et d'innervation, il adviendra que (l'humidité, d'une part, et la vie de l'autre manquant aux fibrilles jaunes et blanches de notre feutrage papillo-dermique), ces fibrilles jaunes et blanches constituantes récupéreront de plus en plus leurs propriétés purement mécaniques et, partant, de plus en plus se racorniront.

Eh bien! se racornissant, que feront-elles?

Se racornissant, elles comprimeront de plus en plus le tissu adipo-cellulaire qui les supporte, à mesure qu'il s'en ira, fondant sous elles par le double effet du mal et de leur pression; et par cela même traduiront fidèlement, ou mieux, exagéreront la maigreur qui si vite arrive.

Et se racornissant, que feront-elles encore? Elles comprimeront aussi et de plus en plus les bulbes pileux, les glandes sébaciques et les tubes sudoraux logés dans leurs mailles. Ce qui aura pour effet de forcer à couler, par les orifices de tous ces petits appareils sécréteurs (à chaque instant de plus en plus végétativement inertes) les parties les plus facilement suintantes du sang qu'ils destinaient à reconfectionner respectivement des poils, de la sueur et de l'huile odorante.

Comme on le voit, car telle est sa véritable origine ; l'enduit visqueux et glacé, qui fait que la peau du cholérique finit par impressionner comme celle d'un reptile, n'est pas plus morbigéné que morbigénant. A défaut de toute expérience d'inoculation, son odeur séro-aigrelette croissante le prouverait de reste. Donc, il n'est aucunement à craindre. Le seul mal qu'il fasse, et certes il est énorme, c'est d'étendre de plus en plus, entre les moribonds et ceux qui les soignent, un obstacle que de moins en moins peuvent franchir les médicaments topiques.

Mais, direz-vous, notre peau n'est pas seulement une écorce vivante, elle est encore une membrane animale. Donc elle doit, comme telle, confirmer par tous ses troubles sensorielo-tactiles et tous ses désordres mo-

teurs, ce qu'elle vient d'affirmer comme surface végétative.

Rien de plus juste. Aussi, vais-je vous faire
voir qu'il en est ainsi.

§

En tant que robe animale, autrement dit, en
tant que vêtement capable d'affirmer par ses
involontaires et continuelles variations de
couleur et de souplesse, de température et
d'électricité, d'odeur, de goût et surtout, surtout de formes, que nous pouvons fort bien
sentir et remuer sans en avoir conscience ;
notre peau se compose implicitement et explicitement :

D'abord, d'une surface armée d'organes
impressionnables ;

Ensuite d'un laboratoire de pulpe animalo-
incitante ;

Et enfin d'une machine locomobile.

Soyons plus clairs !

En tant que membrane, aussi impressionnable qu'involontairement ou reflexement
expressive, notre tégument externe se compose :

Premièrement et implicitement, d'une infinité de papilles dermo-sensorielles thermo-

électro ou baro-percevantes, dans lesquelles sont baignées et disposées les extrémités ultimes de nos nerfs centripètes, comme, en notre oreille interne, sont arrangées les divisions dernières de notre nerf acoustique :

Secondement, d'un muscle peaucier dont les contractions peuvent, tant bien que mal, aider à leur redressement, comme il fait nos poils;

Troisièmement et explicitement, de tubes nerveux centripètes ou sensitifs faisant suite à ces susdites papilles;

Quatrièmement, d'étuis névrilemeux protégeant ces derniers, et allant en augmentant d'épaisseur, à mesure qu'ils les réunissent en écheveaux de plus en plus gros;

Cinquièmement, des toiles séreuses doublant ces étuis et fournissant, à ces faisceaux de nerfs, la synovie protectrice dont leur délicatesse a tant besoin;

Sixièmement, des rondelles reflexo-rachidiennes à cellules multipolaires blondes et brunes qui, d'un commun accord, changent nos impressions cosmiques involontaires en expressions organiques spontanées ;

Septièmement, des tubes nerveux incitateurs on centrifuges, qui vont autant que possible s'abriter dans les étuis et le liquide séreux qui protége leurs collègues centripètes;

Huitièmement, des muscles qu'ils font contracter ;

Neuvièmement, des tendons qui leur font suite ;

Dixièmement, des os, des cartilages terminaux et du ligament qu'ils font mouvoir ;

Onzièmement, des toiles aponévrotiques formant gaîne ou étuis à tous ces organes mouvementés ou mouvementeurs, afin d'assurer la justesse de leurs rapports ou la précision de leurs rotations ou contractions ;

Douzièmement, des séreuses, manchons ou bourrelets synoviaux, indispensables à la lubréfaction de tous ces divers organes.

Treizièmement enfin, des artères, veines, et lymphatiques aussi indispensables, à la nutrition qu'au fonctionnement de tout cela.

Voilà, n'est-il pas vrai, tout ce qui constitue, directement ou non, les départemeuts divers, tant implicites qu'explicites, et tant impressionnables qu'impressionneurs de notre surface animale.

Eh bien ! pour fonctionner, que faut-il à toutes ces choses ?

En premier lieu, de l'humidité, afin d'avoir, pour les organes percepteurs, une perméabilité parfaite; pour ceux contractiles ou à plier, une souplesse convenable; et pour ceux à faire tourner ou glisser, des frottements atténués autant que possible.

De l'humidité, avons-nous dit en premier lieu. Ajoutons bien vite, en second, de bons globules bien rouges; puisque tout ce qui sent, comme tout ce qui se contracte, perçoit et agit d'autant mieux que notre sang est plus vermeil : et, en troisième, une bonne incitation rachidienne.

Eh bien ! parce qu'il faut tout cela, qu'adviendra-t-il forcément si, par le fait d'un état cholérique empirant de plus en plus, le sérum, les globules, et l'innervation animale viennent à manquer de plus en plus aussi.

(Je réponds paragraphe par paragraphe).

Secondement et *premièrement*, faute de sérum, de globules et d'innervation animale; c'est-à-dire de souplesse, de vigueur et de commandement : forcément il adviendra que notre peaucier assistera de moins en moins, en leur redressement, celles de nos papilles dermo-sensorielles qu'il aide à se relever, pour qu'elles cherchent pâture dans l'atmosphère :

Et que, forcément aussi, faute de turgescence, de puissance fonctionnelle et de curiosité animale, si je puis ainsi parler ; c'est-à-dire de sérum, de globules bien rouges et d'incitation rachidienne : ces susdites papilles, de plus en plus pendelantes, recueilleront de moins en moins les agents cosmiques chauds ou froids, lourds ou légers, électrisants ou déprimants, obscurs ou lumineux, sonores ou taciturnes, poussants ou retenants, et cœtera, et cœtera..., avec lesquels notre moëlle fait ses diverses pulpes incitantes, ses diverses forces organico-spontanées ; en utilisant les différentes sommes, positives ou négatives, d'équivalents mécaniques dont ces divers agents l'approvisionnent peu ou beaucoup, suivant qu'ils sont moins ou plus riches physico-chimiquement.

De plus (*troisièmement, quatrièmement* et *cinquièmement*), parce que, faute de sérum, les étuis synovio-aponévrotiques protecteurs de nos tubes nerveux les comprimeront, de plus en plus, en se desséchant et rétrécissant ; pendant que, faute de globules, ces mêmes tubes deviendront des conducteurs de moins en moins fidèles : forcément il adviendra que les impressions cosmo-cutanées (si négligemment recueillies déjà, dont nos cellules spinales multipolaires (brunes et blondes) ont tant besoin,

pour fonctionner reflexement) leur parvien-
dront en proportions de plus en plus restrein-
tes.

Donc (*sixièmement*), par cela même qu'il
aura moins dépensé, comme débitant, pour
les éléments nervoso-papillaires qu'il charge
de récolter ses matières premières mondaines;
notre axe nerveux spinal deviendra forcément, comme fabricant, de plus en plus pau-
vre; et, par cela même, de plus en plus im-
puissant, quand il s'agira pour lui de commander automatiquement de nouveau.

Septièmement. — Est-ce faute seulement
d'un certain nombre d'équivalents lumino...
baro... électro... dynamo... sonoro... ou ther-
mo-mécaniques, empruntés au milieu ambiant,
que notre laboratoire nervoso-spinale deviendra de moins en moins riche en forces incitantes organico-spontanées?
Non! car, à lui aussi, comme à tout autre
organe (si ce n'est plus), il faut de la souplesse
et de la vigueur, c'est-à-dire du sérum et des
globules artériels, pour transformer une question afférente, en réponse afférente, une impression cosmique en expression organique
modifiant (malgré nous) notre tégument externe.

Eh bien! ce tégument externe comment se plaindra-t-il, en tant que surface animale aussi involontairement impressionnable que reflexement expressive, comment se plaindra-t-il, dis-je, de ce désordre croissant, de tous ses organes, tant implicites qu'explicites.

Il s'en plaindra en devenant de plus en plus inerte, quant à ses produits involontaires (coloris, électricité, calorique, arome, saveur, frémissement, contraction, geste, changement de forme automatique, et cœtera, et cœtera) en présence d'actes ou de topiques éminemment rubéfiants, excitants, réchauffants, odorants, ravigotants, secouants, et cœtera, et cœtera encore (en deux mots), émouvants ou mouvants.

Soit! direz-vous, mais les crampes, qui vont s'exagérant, à mesure que le mal augmente, et s'exagérant même jusqu'à la contracture; se peuvent-elles donc expliquer aussi par ce double défaut croissant d'irrigation et d'innervation; et n'ont-elles pas plutôt pour cause l'intensité, croissante elle-même, des efforts que font les cholériques pour se débattre, à mesure qu'ils expirent?

Que nos muscles aient d'autant plus à faire que nous devenons plus malades, c'est chose incontestable.

Car (*neuvièmement*, *dixièmement*, *onziè-mement* et *douzièmement*), nos tendons, carti-lages, ligaments et gaînes séro-aponévroti-ques ne pouvant être bien souples, bien élas-tiques ou bien glissants qu'à la condition d'a-voir beaucoup de sérum ; forcément, puisqu'il va toujours diminuant, ces organes vont tou-jours s'empâtant, se desséchant, se racornis-sant et, partant, exigeant des contractions plus vigoureuses de la part de nos muscles.

Mais de ce qu'ils ont plus à faire, il ne s'en-suit nullement qu'ils fassent davantage, au moment où, dans l'organisme, s'éteignent précisément toute synergie comme toute sym-pathie ; parce que les assises rachidiennes qui commandent ces organes contractiles man-quent, ainsi qu'eux, de sérum et de globules.

Donc, il faut chercher une tout autre expli-cation aux *crampes*, si douloureuses, qui ap-paraissent au début du mal, et aux *contractures*, si faciles à vaincre, qui leur succèdent à la fin.

Eh bien ! cette explication, la structure de nos muscles, leur manière d'agir, je dirai même leur manière de s'approvisionner cruo-riquement vont nous la fournir.

— En effet, de quoi se composent-ils ?

— D'une infinité de petits faisceaux de fibres rouges, entre lesquels circulent nos ar-

térioles, nos veinules et nos filets nerveux :
ceux-ci pour se rendre dans l'intérieur même
de ce qu'ils font contracter ; celles-là pour former réseau seulement à la surface de ce qu'elles
nourrissent.

— Cela dit, lors de la contraction, qu'arrive-t-il ?

— Forcément, tous ces petits faisceaux ga-
gnent en diamètre ce qu'ils perdent en longueur. Donc, forcément, ils diminuent les petits intervalles qui les séparent les uns des
autres. Donc, aussi forcément, ils compriment
les filets nerveux qui les animent, et les vaisseaux qui les nourrissent. Donc, non moins
forcément enfin, parce que les veines de nos
membres ne laissent pas rétrograder notre
sang, ils aident ou obligent nos globules
bleus à passer de nos capillaires veineux en
nos veinules.

— Et lors de leur relâchement, au contraire,
qu'arrive-t-il de tous ces mêmes petits faisceaux musculo-constituants ?

— L'inverse de ce que je viens d'expliquer.

— Donc, forcément, ils agrandissent les petits intervalles qui les séparent. Donc, forcé-
mentils décompriment (quitte à les tirailler) les
filets nerveux qui les animent et les vaisseaux
qui les nourrissent. Donc, forcément aussi, toujours à cause du recul impossible de notre

sang, ils aident ou obligent nos globules rouges à passer, de nos artérioles, dans le vide
relatif fait en nos capillaires artériels par nos
capillaires veineux, vidés alors par nos veinules forcément entrebaillées.

— D'où vous concluez que... nos muscles ne
peuvent fonctionner, c'est-à-dire se contracter et relâcher successivement; sans constamment tirer et comprimer les nerfs qui les
animent et sans, constamment aussi, refouler
du sang noir et aspirer du sang rouge; ou, ce
qui est tout un, sans produire, s'ils travaillent
trop, l'essoufflement, la soif, la faim et la fatigue; c'est-à-dire le besoin d'oxygène, de sérum, de globules et de force ou pulpe rachidienne.

— Précisement!

Donc, si, par le fait d'un état cholérique,
empirant jusqu'à la mort, le commandement
(c'est-à-dire cette susdite force rachidienne)
leur manque en même temps que ces susdits
globules, plus ce susdit sérum, plus encore ce
susdit oxygène : forcément il leur arrivera d'ê-
tre de moins en moins précis, vifs et vigoureux à mesure que, de plus en plus, ils se des-
sécheront : se desséchant de plus en plus, de
perdre, de plus en plus aussi, leurs propriétés
organiques, en récupérant leurs qualités
physiques : et, récupérant leurs qualités phy-

siques, de se racornir (ou tendre à le faire) comme les tendons qui les terminent.

Je dis « ou tendre à le faire » parce que nos muscles étant de deux sortes : les uns (fléchisseurs, préhenseurs et adducteurs), très-forts (relativement, bien entendu) et les autres (extenseurs, expanseurs et abducteurs) très-faibles, au contraire : en dépit de leur commune envie, les premiers, primant les seconds, se racorniront seuls : et, qui plus est, le faisant, forceront leurs antagonistes à s'allonger. Si bien que les nerfs qui gouvernent ces derniers seront torturés par excès de tiraillement, pendant que ceux de leurs antagonistes le seront par excès de compression.

Ce qui prouve bien que cette explication des crampes cholériques et contractures consécutives est bonne; et, qu'effectivement, faute d'humidité, tout est de plus en plus automatique dans leur production : c'est que, premièrement, on y remédie avec une force d'autant moindre que le mal est plus avancé : que, secondement, il n'y a pas un seul malade qui n'expire autrement qu'en préhension, flexion et adduction : et que, troisièmement enfin, chez ceux auxquels on a lancé de l'eau salée dans les veines, ces crampes et contractures ont promptement disparu.

Sans doute cette analyse des plaintes, involontairement proférées par la machine locomobile qui double notre peau n'est pas complète. Mais, comme ce qui va suivre peut fort bien servir de calque à tous les examens particuliers que l'on pourrait faire de chacun de nos appareils à mouvements spéciaux : je passe à la confirmation de ce qui précède ; par l'interprétation des phénomènes morbides que manifeste notre tégument externe, en tant que surface auxiliairo-mentale, en tant que réceptacle d'appareils sensoriels aussi volontairement explorateurs qu'expressifs.

§

Notre visage, notre langue, notre nez, nos yeux, nos oreilles et notre larynx, les nerfs qui rallient tous ces organes sensoriels (tant passifs qu'actifs) à notre cerveau et ce dernier surtout constituent (n'est-il pas vrai ?) les principaux appareils tant explicites qu'implicites de notre peau, envisagée comme surface aussi volontairement impressionnable qu'impressionnante.

Je devrais donc, pour tenir intégralement l'annonce faite au précédent paragraphe, passer en revue, dans celui-ci, tous les phénomènes que présentent ces divers organes, pendant que le choléra nous tue. Mais comme en le faisant, je prolongerais outre mesure une démonstration déjà très-étendue, bien qu'elle ne tire pas à sa fin, et qu'à force de me répéter je l'affaiblirais certainement, en la rendant ennuyeuse, je me contenterai d'expliquer les modifications éprouvées par notre physionomie, notre vue, notre ouïe et notre intelligence ou mieux leurs organes.

Visage. A mesure que nous empirons, durant une crise qui nous tue, notre front, nos sourcils, nos paupières, nos narines, nos joues, nos lèvres, le voile de notre palais, notre langue et nos cordes vocales s'immobilisent de plus en plus; et, tout en maigrissant prodigieusement, nous permettent, de moins en moins, d'exprimer une plainte quelconque grimacée, parlée, ou seulement volontairement soupirée.

Pourquoi?

Parce que les muscles si délicats et si petits qui pourraient mouvoir ces diverses parties de notre figure ou de nos cavités faciales, ou bien raidir certaines d'entre elles, assez pour qu'elles pussent vibrer, si nos poumons leur fournissaient de l'air... parce que, dis-je; ces muscles si délicats sont gênés de plus en plus, en leurs mouvements, et par leur empâtement propre, et par celui de leur entourage, et par la force qui leur manque : le mal, à mesure qu'il progresse les privant ainsi que leurs gaînes de sérum, source d'élasticité comme de glissement; de globules sanguins, source d'énergie contractile; et d'innervation cérébro-mentale, source d'activité volontaire.

Vue. A mesure que le choléra nous épuise et nous tue; nos paupières, si fines et si transparentes, bleuissent de plus en plus; de plus en plus s'enfoncent dans la profondeur si rapidement croissante de nos cavités oculaires; de plus en plus suspendent leur clignement si utile ; et de plus en plus s'aplatissent sur le globe de notre œil. Sur le globe de notre œil! qui s'aplatit lui-même de plus en plus; qui, de plus en plus, s'englue à sa surface, faute de larmes; qui, de moins en moins, reste limpide et transparent; et qui, par cela même, admet, de moins en moins, les rayons lumineux que ses parties profondes analysent et puis recomposent.

Pourquoi toutes ces choses?

Parce que, de plus en plus, comme quantité, le sang manque; pour conserver à ce globe de notre œil et au coussinet graineux, qui lui sert de support concentrique, ce qui tant importe dans un appareil optique : la forme. Parce que, de plus en plus, en ce liquide nourricier, manquant en masse, le sérum manque, en particulier, pour fournir aux diverses parties (si translucides, si fraîches et si brillantes de notre œil, en santé), l'humidité dont elles auraient besoin pour conserver leur tranparence et leur poli. Parce que ce sérum, si rare lui-même, n'amène, avec ses globules sanguins hématosiquement altérés, qu'une somme d'oxygène de moins en moins apte à fournir, aux éléments actifs de la rétine, je ne dirai pas de quoi briller, mais seulement de quoi luire, en brûlant. Parce qu'enfin, pour gouverner les muscles qui orientent ou courbent les différentes surfaces réfractantes, réfléchissantes, ou regardantes de notre œil, manque (en même temps que l'oxygène, source de leur vigueur) l'innervation cérébro-mentale, source de leur habileté,

Oreille. Pour bien interpréter ce qui se passe, en cet organe si délicat, rappelons-nous sa disposition.

A l'extérieur, un pavillon qui guide les vibrations de l'air vers la membrane de notre tympam. A l'intérieur, un étui osseux, où le nerf auditif étale, sur de petites tablettes, ses mille et mille divisions ultimes, si parfaitement sensibles tant que la sérosité qui les baigne conserve sa limpidité. Enfin, au milieu, une caisse dans laquelle une petite chaînette osso-musculaire, à gaîne séro-aponévrotique, transporte les vibrations de notre membrane tympanique externe à ses petites analogues internes, ovale et ronde.

Les vibrations cosmiques sont-elles trop faibles ou trop fortes ! vite cette petite chaînette osso-musculaire, dont certaines parties constituantes ne sont visibles qu'à la loupe, se tend ou se distend : les trois membranes qu'elle repousse ou attire, font comme elle, et, par cette adaptation de notre appareil acoustique, malgré tout nous entendons bien.

Ces dispositions anatomiques une fois rappelées, rentrons dans notre sujet.

— Pourquoi devenons-nous de plus en plus sourds, à mesure que le choléra nous tue ?

— Premièrement, parce que, faute de globules bien rouges, les ultimes ramifications de notre nerf acoustique perdent leur exquise sensibilité ; en même temps que, faute de sérum, le liquide céphalo-rachidien, qui leur devrait si fidèlement transmettre les vibrations du dehors, s'empâte de plus en plus en les empâtant elles-mêmes ;

Secondement, parce que la chaînette osso-musculaire qui manœuvre notre tympan externe, notre tympan ovale et notre tympan rond, devient de moins en moins mobile, à mesure qu'elle s'englue, faute de sérum; de moins en moins musculairement puissante, à mesure que lui manque l'oxygène, faute de globules; et enfin de moins en moins adroite, à mesure que lui manque la curiosité, faute d'innervation cérébro-mentale;

Troisièmement, parce qu'enfin pour ces trois mêmes motifs, les muscles de notre oreille externe deviennent, eux aussi, de plus en plus incapables de manœuvrer un pavillon cartilagineux, qui va se racornissant, et contournant de plus en plus, faute d'humidité; pendant que l'automatique suintement de la peau, qui le recouvre, ne fait plus que transformer cette dernière en une surface molle, bonne seulement à éteindre les vibrations qui lui parviennent.

Cerveau. De par la série de tous les êtres céphalés, plus un cerveau est mentalement puissant; plus la double pulpe (qui lui sert à transformer les sensations qui lui arrivent, en volontés, qu'il émet) augmente la surface qu'elle forme, en multipliant ses lobes, circonvolutions, protubérances, plis et replis : plus ces plis et replis multipliés augmentent à leur tour d'étendue, en se découpant perpendi-

culairement à leur axe en feuillets feuilles, folioles, dents et dentelures bordées de substance
sensitivo-pensante : plus ces feuillets, feuilles,
folioles, dents et dentelures sont profondément
échancrés en même temps que plus soigneusement séparés les uns des autres, par le liquide
céphalo-rachidien qui les baigne et la séreuse
qui le secrète ; afin que, pas une cellule de
substance cérébrale ne soit gênée par sa voisine : plus l'appareil vasculaire (chargé de
nourrir cette susdite matière cérébrale et cette
susdite fort secrétante et très-fine séreuse), est
riche en artères, veines, artérioles, et veinules :
plus les globules de sang rouge, parcourant
ces artérioles et artères, sont richement oxygénés par un plus riche et plus spécial organe
respiratoire, fonctionnant en un milieu plus
pur : et plus enfin, à chaque mouvement du
cœur et du thorax, cette masse entière de substance cérébro-pensante se soulève et s'épanouit librement, en son réservoir cranien,
comme fait, au fond de la mer, un zoophyte
jaloux d'utiliser jusqu'à sa dernière branchie.

Voilà, n'est-il pas vrai, ce que l'histoire na-
turelle de tous les animaux (je dirai même de
tous les êtres vivants) plus l'anthropologie, la
pathologie et la toxicologie nous enseignent.

Donc richesse oxygénique, pureté séreuse

et liberté parfaite sont indispensables à notre cerveau, pour bien utiliser toute sa périphérie pensante.

— Eh bien! les choses étant ainsi, que lui adviendra-t-il si, par le fait d'un état cholérique à chaque instant plus grave, le sang lui arrive de plus en plus rare, de plus en plus épais et de plus en plus bleu?

— Forcément il se soulèvera et s'épanouira de moins en moins; de par l'effet d'ondées gonflantes, plus petites; et de gêne poisseuse, tant externe qu'interne, plus grande: et forcément encore il sentira et pensera, en un mot, fonctionnera de moins en moins; de par le défaut croissant aussi de globules artérialisés.

— Ainsi, l'organe de notre entendement suprême cesse de travailler, juste pour les mêmes causes que l'organe de notre entendement physique.

— Juste pour les mêmes causes.

— Et vous n'admettez pas plus pour l'un que pour l'autre, l'intervention perturbante d'un poison, d'un virus, ou d'un produit pathologique faisant divaguer la pulpe cortico-cérébrale.

— Pas davantage.

— Mais alors comment expliquez-vous les faits et gestes, si désordonnés et si nuisibles,

7

auxquels s'abandonne tout cholérique au début de son mal ?

— Au début de son mal, et tánt qu'il est à même de s'exprimer *volontairement* par signes ou verbalement; le patient cholérique ne vous dit qu'une chose : « j'ai soif et j'étouffe de plus » en plus; tous mes tissus, toutes les molécu- » les de mon être manquent d'oxygène et d'hu- » midité. »

Sans doute, se gorger d'eau quand l'estomac plein de sérosité ne peut plus rien, absolument plus rien absorber; et se découvrir, quand la peau mortellement refroidie ne peut plus hématosiquement fonctionner, sont des actes que nous pouvons considérer comme déplorables, nous autres médecins qui, par dessus tout, désirons deux choses : le réchauffement du tégument externe et la vacuité absolue comme l'absolu repos de la cavité gastro-intestinale. Mais ce double désir scientifique (fruit exclusif, chez nous, de l'étude et de la réflexion) le cerveau de celui que le choléra torture peut-il l'avoir et peut-il surtout le fabriquer avec les sensations, sitiques et suffocantes, qu'il éprouve; quand elles sont si justes et quand ses cellules multipolaires cortico-cérébrales sont si gênées et si asphyxiées ? Evidemment non! Car, logiquement, on ne peut construire de résolutions qu'avec les notions

qu'on possède ; et s'il savait, il ne nous invo-
querait point.

Evidemment donc si, tant qu'il peut musculairement agir, le cholérique se découvre et
boit ; c'est que son encéphale, tant qu'il peut
fonctionner, raisonne juste, parfaitement juste :
et nullement comme un organe contaminé par
des liquides morbifiés ou morbifiants qui laissent toujours, à l'élément anatomique imbibé
par eux, une modification plastique réclamant
pour disparaître un temps plus ou moins
long.

Donc, encore une fois ; ni la pulpe végétative, ni la fibrille musculaire, ni la substance
nerveuse, ni aucun des éléments anatomiques
leur servant de support, de serviteur ou d'ali-
ment... en trois mots, rien, absolumeut rien
n'est intoxiqué ou virulé d'une façon quelconque chez le cholérique.

Ce qui prouve bien qu'il en est ainsi : c'est
que (si bas qu'il ait été, comme plante, comme
bête et comme homme), c'est toujours par
la pensée qu'il recouvre sa vigueur première :
dès qu'arrive la réaction.

Je ne connais pas un seul exemple d'homme,
tiré du choléra par la méthode sudorale, qui
n'ait récupéré toutes ses fonctions (*mentales*

d'abord, locomobiles ensuite et plastiques enfin)
en beaucoup moins de temps qu'il n'en
faut, au plus vigoureux organisme, pour
préparer l'élimination du virus le plus in-
nocent ; ou effacer les traces du poison le
moins violent.

CHAPITRE QUATRIÈME.

Comme quoi, ce qui se voit et ce qui se passe en notre corps, pendant que l'état cholérique se prépare, achève de justifier les assertions qui servent de base au traitement prôné ci-dessus.

Le choléra-morbus épidémique est toujours précédé d'accidents précurseurs.

A. N. Gendrin, monographie du choléra-morbus.

De même qu'à tel, tel ou tel âge, nous travaillons plus des viscères que des muscles, ou des muscles que de la tête, ou de la tête que des viscères : de même, en telle saison de l'année, tel jour de la semaine et à telle heure du jour, nous fonctionnons plus par tels, tels ou tels organes que par tels, tels ou tels autres.

Pareillement, de même qu'en passant de l'enfance à la jeunesse, ou de la jeunesse à l'âge viril, ou de l'âge viril à la vieillesse, ou de la vieillesse à la décrépitude, nous devenons plus volontiers malades qu'en plein âge

fait : de même en passant de l'hiver au printemps, ou du printemps à l'été, ou de l'été à
l'automne, ou de l'automne à l'hiver; ou bien
du repos dominical au travail quotidien; ou
bien encore du jour à la nuit, et vice versa;
nous devenons plus volontiers malades qu'aux
âges, saisons, jours et heures où le thermo-
mètre, le baromètre, l'électromètre, la gi-
rouette et le photomètre ne varient pas plus
que notre labeur musculaire.

Eh bien! pourquoi sommes-nous ainsi?

Nous sommes ainsi, parce que (végétativement, musculairement et mentalement), nous
sommes réglementés, non-seulement par l'or-
ganisation de tout notre être et le mécanisme
du système solaire auquel nous appartenons,
mais encore par le plan et le mouvement du
milieu social que notre espèce arrange et trans-
forme chaque jour; afin d'empêcher le ciel et
la terre de nous despotiser aussi fréquemment
qu'ils le firent et le font encore.

Donc, premièrement, de par nous, l'univers
et la civilisation, plus nous allons et plus nous
devons, *pour être bien portants*, fournir à telle
phase du développement humain, comme à
tel âge de notre existence propre, comme encore en telle saison de l'année, tel jour de la

semaine et à telle heure du jour, fournir, dis-
je, tels et tels produits végétatifs, plus tels et
tels efforts musculaires, plus encore telles et
telles conceptions mentales, en deux mots,
telle résultante vitale : et, secondement, toujours de par nous encore, l'univers et la civilisation; nous devons aussi (à telle phase criti-
que de croissance personnelle, domestique ou
civique ; ou bien à l'occasion de telle muta-
tion sidérale ; ou bien encore à telle époque de
transition sociale), fournir tel état d'hésitation
fonctionnelle, ou mieux, de souplesse organique ; afin de n'être pas brisés tout d'une
pièce par les inévitables désordres d'alors :
quitte, vu ce manque provisoire de résistance
vitale, à laisser plus facilement prise aux accidents morbigènes.

Comme conséquence fatale de cet ordre de
choses ; qu'arrivera-t-il, aux termes de ces indispensables résultantes vitales ou souplesses
organiques, si des actualités cosmiques ou
sociales viennent, précisément, entraver le
jeu des organes que nous aurons, nerveusement et cruoriquement, emménagés pour les
produire ?

Fatalement, il arrivera que nous mourrons;
si, (notez bien cette restriction) si, au moyen de
certains organes fonctionnant anormalement,

nous n'obtenons suffisamment vite des effets
équivalents à ceux que nous avions organique-
ment préparés : auquel cas, évidemment, nous
ne serons plus que malades.

Et réciproquement, comme conséquence
fatale de cet ordre de choses ; qu'arrivera-t-il
encore (aux moments' où les actualités cosmiques ou sociales viendront exiger de notre organisme telle résultante ou souplesse vitale,
c'est-à-dire, tels et tels produits matériels,
plus tels et tels efforts musculaires, plus encore telles et telles conceptions mentales), si
nous ne pouvons les fournir; de par la manière
défectueuse dont nous aurons antérieurement
approvisionné, de sang et d'innervation, tels,
tels et tels organes?

Fatalement encore, il arrivera que nous
mourrons, à moins, (renotez bien ceci) à moins
qu'au moyen de tels et tels autres organes,
fonctionnant anormalement, nous n'obtenions
sufffsamment vite des résultats organiques
équivalents à ceux que nous aurions dû préparer : auquel cas, évidemment encore, nous ne
serons plus que malades.

Vue de cette manière, c'est-à-dire considérée comme un mode vital, destiné à conserver l'existence et ramener la santé ; en rem-

plaçant tels actes ou fonctions physiologiques (momentanément impossibles) par tels autres, provisoirement anormaux ; incontestablement la maladie nous apparaît comme réclamant au préalable une modification nerveuse, ou bien une modification circulatoire, ou bien encore, comme presque toujours il arrive, l'une et l'autre à la fois.

Eh bien ! cette modification simple ou double, peut-elle se faire en nous, sans fournir des signes, au moins à l'homme de l'art ?

Non !

Donc, pour nous, pas de maladie sans prodromes.

Mais alors, direz-vous, que signifie l'expression de choléra foudroyant ?

Tout bonnement elle veut dire que le commun du vulgaire n'a remarqué rien, absolument rien, chez ceux que ce mal tue inopinément, chez eux ou dans leur entourage ! Mais elle ne signifie nullement qu'un médecin n'y aurait pas vu plus clair.

C'est qu'en effet, en temps de choléra épidémique surtout ; il y a dans l'athmosphère de Paris comme dans celle de Calcutta et autres localités, des faits météorologiques tels que, fatalement, le pouls de tout le monde *ici* est aussi incontestablement modifié que le sang de tout le monde *là-bas*.

Je dis ici et là-bas ; parce que de même qu'Annesley, au Bengale, n'a jamais soigné de dyssenterie, de fièvre, d'hépatite ou de rhumatisme, *indico morbo regnante*, sans trouver chez ses patients le sang plus semblable à du goudron qu'à du sang : de même pendant les belles saisons de 1865-66 et 67, je n'ai jamais touché l'artère radiale de qui que ce soit, valide ou non, sans trouver son calibre très-sensiblement diminué; sans croire par conséquent à une influence générale ; et sans, dès-lors, continuellement opposer à toute maladie, quelle qu'elle fût, pour le très constant avantage de mes clients, un traitement fort sensiblement sinon exclusivement anticholérique.

Voici les phrases du célèbre médecin anglais qui si bien confirment, par ce qui se passe chez les autres, ce que j'ai remarqué chez nous; ou, ce qui est tout un, qui posent en principe, aussi carrément pour l'Inde que je le fais pour la France, qu'en temps de choléra épidémique il existe un mode vital cruo-rico-circulatoire épidémique aussi, c'est-à-dire dominant tous les organismes.

« Je me permettrai, cependant, de faire ob-
» server, ici, que, durant ces quatres ou cinq
» dernières années, mon attention a été parti-
» culièrement attirée par l'aspect épais et noir
» du sang, dans presque tous les cas où j'ai dû
» faire l'ouverture de la veine, soit pour le
» choléra, soit pour la dyssenterie, la fièvre,
» l'hépatite ou le rhumatisme. J'insiste sur ce
» dernier parce que c'est dans un cas de cette
» affection qu'en 1817, la noirceur du liquide
» cruorique soutiré m'étonna pour la première
» fois. Elle était si particulièrement remar-
» quable, dans celui qu'enlevèrent les sang-
» sues, qu'il ressemblait plus à du goudron
» qu'à du sang. Toutefois, cette apparence
» que j'attribuais, pour lors, aux modifications
» que sensément il éprouvait, en traversant
» l'estomac de ces animaux, resta sans consé-
» quence, pour moi, jusqu'au moment où ma
» pensée fut enfin dominée par cet aspect aussi
» invariable qu'immédiatement reproduit; dès
» qu'on tirait ce sang (par les sangsues ou la
» lancette) de n'importe qu'elle classe sociale
» et de n'importe quel individu : depuis la
» femme la plus délicate, jusqu'au plus robuste
» et plus hardi soldat (¹). »

(¹) I shall take leave, however, to observe in this place, that for
the last four or five years my attention has been particularly at-

En temps et lieu, je dirai pourquoi cet état
général porte, *là-bas*, plutôt sur la nature du
sang que sur l'ampleur de son ondée ; tandis
qu'il fait ici le contraire, si toutefois contraire
il y a. Pour le moment, parce qu'il importait
surtout de constater un fait, en citant : j'ai
cité.

La chose faite, je rentre dans mon sujet.

§

Pas de choléra, surtout épidémique, sans
avant-coureurs, au moins organiques : telle
est, n'est-il pas vrai, la conclusion à tirer de
l'espèce de préambule qui précède.

---

tracted to the peculiarly thick and black appearance of the blood,
in almost every case where I had occasion to perform the operation
of venesection, whether in cholera dysentery, fever, hepatitis,
or rheumatism. I mention rheumatism, because it was a case of
this disease in which I was, in 1817, first struck with the black
condition of the blood; which condition was particularly re-
markable in that drawn by leeches: this fluid was generally
more like *tar* than blood. This appearance, however, I imputed
to the change which the blood is supposed to undergo in the sto-
mach of the leech ; and therefore passed it unnoticed, till my attention was arrested by its continual presence, whether the blood
had been taken by means of venesection or of leeches, and by
its nearly uniform occurrence amongst all classes of persons, of
whatever description—from the most delicate female to the most
robust and hardy soldier.

(Sketches of the most Prevalent Diseases of India: comprising a
Treatise of the epidemic Cholera of the East; ..... by James Annesley, Esq., second edition. London, 1829, page 123-124).

Eh bien ! ces avant-coureurs, quels sont-ils ?

Ces avant-coureurs sont, (presque tous et presque toujours, car je ne crois guère au choléra foudroyant, surtout chez nous) sont, dis-je, de deux sortes, savoir : les signes positifs ou choléripares, qui vont s'exagérant si bien chez les futurs malades, qu'ils finissent par être les seuls remarqués et, partant, accusés : et les signes anticholériques ou négatifs qui font chez les futurs indemnes, juste comme leurs inverses, chez ceux qui céderont au mal : c'est-à-dire, qui priment si bien leurs opposites de plus en plus, que finalement ils sont, eux aussi, les seuls remarqués.

Je dis *finissent ;* parce que ces deux ordres de signes alternent toujours, quel qu'en soit le résultat final, chez ceux que les données choléripares éprouvent ; et qu'il n'est pas un seul d'entre eux qui ne confesse avoir plusieurs fois passé des uns aux autres, pour peu qu'on l'aide à préciser ses souvenirs.

Mais quittons les généralités, et citons des faits, pour qu'on nous comprenne mieux.

Comme quoi, ce qui se voit et ce qui se passe du côté de notre peau, durant que l'état cholérique se prépare, achève de justifier les assertions qui servent de base au traitement prôné ci-dessus.

Du côté de notre peau, les signes *cholérico-positifs* ou morbipares, ceux qui affirment qu'on deviendra malade parce qu'ils vont toujours crescendo et primant de plus en plus leurs opposites, sont des frissons.

Faibles et sensiblement espacés tout d'abord, ils se rapprochent en s'accentuant davantage, surtout aux lombes ; et finalement se marient dans un froid continu, plus vif et plus précoce aux extrémités inférieures qu'aux supérieures.

Avec ce déclin de chaleur cutanée, surviennent des douleurs constrictives dont la marche et l'intensité suivent toujours celle du refroidissement.

Toujours du côté de notre peau, les signes *anticholériques*, ceux qui affirment au contraire qu'on sera finalement indemne parce qu'ils vont toujours croissant et détruisant leurs opposites, sont des bouffées de chaleur de plus en plus faciles à produire ; puis des transpirations ; puis encore, la nuit, (quand l'organisme travaille à réparer les fatigues de son labeur musculo-mental et l'effet des influences fâcheuses qu'il a dû négliger et, partant, subir durant le jour) la nuit, dis-je, des sueurs quelquefois si copieuses qu'elles s'accompagnent de sudaminas.

Je sais des cas où ces derniers symptômes ont tellement abondé, que certains hommes de l'art ont pris le choléra pour la suette.

Biologiquement parlant, que signifient ces deux sortes de prodromes opposites ? Et biologiquement encore, que signifient leurs alternatives ?

Chez les *futurs malades*, les frissons de plus en plus intenses et rapprochés, qui finalement produisent le froid continu, des membres inférieurs surtout, signifient de plus en plus que le sang parvient à déserter la peau; que de moins en moins les globules qu'il charrie restent oxygénés, et que de plus en plus encore, pour utiliser leur gaz calorigène, de moins en moins abondant, l'innervation végétativo-thermalisante manque, à chaque instant davantage, chez tous les organes tant excréteurs que sécréteurs de notre tégument externe.

Voilà ce que signifient les frissons, dont le rapprochement détermine le froid final et continu.

Quant aux douleurs constrictives qui, si

fidèlement, les accompagnent, tout simplement elles confirment ce qu'ils disent, vu que tout simplement elles signifient que (faute croissante d'innervation végétative de globules et surtout de sérum) les fibres élastiques jaunes et blanches de notre derme peaucier s'en vont perdant leur humidité vitale de plus en plus; partant, se racornissant de plus en plus aussi; et, partant encore, comprimant de plus en plus les extrémités nerveuses qui nous rendent si tactilement sensibles.

Chez les *futurs indemnes*, les bouffées de chaleur, transpirations, sueurs nocturnes et sudamina, parfois inquiétants, signifient que, de plus en plus, l'organisme lutte victorieusement contre les causes choléripares qui l'influencent; et qu'il le fait si triomphalement, qu'il innerve et congestionne son tégument externe au point de le forcer à réchauffer et dépurer hématosiquement tout l'être, par ses hypersécrétions sudorales.

Enfin, ce qu'éprouve la peau de tout le monde (à savoir les alternatives de froid et de chaud, de resserrement et d'expansion), signifie que (même en pleine épidémie, si pauvres que nous puissions être cruoriquement et nerveusement), rarement, plus que rarement, jamais (chez nous du moins) une première influence choléripare occasionnelle ne peut, d'un seul et même coup, assez radicalement, renverser le cours de notre circulation cutanée, bleuir les globules artériels qu'elle charrie ; et tarir les ressources nerveuses horaires, quotidiennes, hebdomadaires, saisonnières, et septannuelles qui veillent sur notre tégument externe..., ne peut, dis-je, faire ces trois choses assez radicalement ; pour que (nos plexus venant en aide à nos innombrables ganglions sudoro-directeurs, nos axes nerveux sympathique et rachidien à nos plexus, et nos trois surfaces encéphalo-grisâtres à ces deux centres de notre double activité reflexe), une tentative au moins de réaction peaucière anticholérique ne puisse avoir lieu.

Passons aux signes que nous fournit la tête.

Comme quoi ce qui se voit et ce qui se passe du côté de notre tête, durant que l'état cholérique se prépare, achève de justifier les assertions qui servent de base au traitement prôné ci-dessus.

Symptômes *encéphalo-choléripares* allant, comme de juste, crescendo et dominant de plus en plus leurs opposites, chez les futurs malades : éblouissements, vertiges, incohérence mentale, égarement, absence complète d'idées, syncopes. « J'ai la tête absolument vide » vous disent certaines personnes, au moment où elles cèdent au mal.

En même temps que tous ces phénomènes, qui ne sont en définitive que les exagérations successives d'un seul et même fait, surviennent des constrictions temporo-sus-orbitaires qui s'en vont, elles aussi, s'exagérant de plus en plus.

Symptômes *céphalo-anticholériques* allant, comme de juste, crescendo et dominant de plus en plus leurs opposites, chez les futurs indemnes : Pesanteurs de tête, étourdissements, céphalalgie continue, velléités de congestion cérébrale, épistaxis.

Que signifient tous ces faits, et que signifient leurs alternatives ?

Les éblouissements des futurs malades signifient que le sang leur déserte un peu la tête et les yeux; les vertiges, qu'il le fait beaucoup ; et les syncopes tout à fait : l'incohérence des idées, que le sérum de ce liquide n'épanouit et ne lubréfie que médiocrement la surface cortico-grisâtre de leur encéphale, pendant que ses globules bleuis ne l'incitent plus que médiocrement aussi: l'égarement, que ce même sérum et ces mêmes globules, encore plus altérés, fonctionnent encore moins bien : et l'absence finale de toute conception, qu'ils ne font plus rien du tout : enfin les douleurs constrictives temporo-sus-orbitaires croissantes, que la peau de la tête et la muqueuse de ses divers sinus sont traités, successivement, par le sang, comme l'encéphale lui-même ; et que, partant, les fibres élastiques jaunes et blanches de leur derme se dessèchent et racornissent de plus en plus, en comprimant et torturant de plus en plus aussi les ramifications ultimes des nerfs qui traversent leur feutrage.

Chez les futurs indemnes, les pesanteurs de tête, étourdissements, velléités de congestion cérébrale et, quelquefois, saignements de nez signifient qu'à l'instigation de tout l'être, révolté de plus en plus contre les influences qui le poussent au mode vital cholérique, notre ministère végétativo-directeur circum-ventriculaire fait de tels efforts de recoordination plastique normale ; et partant (comme tout organe aussi fortement impressionné que travaillant fort) appelle à lui tant de sang que ses deux collègues mouvementeur et penseur (nos surfaces grises péri-cérébelleuse et cortico-cérébrale), s'en trouvent, comme leur voisine extra-cranienne olfactive un peu, beaucoup et même trop surchargés.

Enfin (ceci, j'aime à le croire, va rendre plus clair le précédent paragraphe, tout en le paraphrasant), les alternatives de bien et de mal, qu'éprouvent non-seulement les futurs indemnes, mais encore les futurs malades, veulent dire que, dans nos climats, jamais une seule et même influence cholérique occasionnelle ne suffit (si nerveusement et si cruoriquement appauvris que soient ces susdits futurs malades) à tant renverser leur circulation cérébro-faciale ; tant veinoser leurs globules artériels ; et tant modifier le mode fonctionnel imprimé à leurs cellules encéphalo-multipolaires (par les jours, les semaines, les saisons et même les périodes septennales qu'ils ont déjà vécu) bref, tant déranger leur mode circulatoire et leur mode administratif intra-cranien, que (les ganglions nerveux directeurs d'organes, venant de bas en haut et de proche en proche, en aide à leurs chefs, les plexus directeurs d'appareils ; ceux-ci à leurs chefs encore, la moëlle épinière et le grand sympathique ; et ceux-ci à leurs chefs aussi, les trois surfaces encéphalo-grisâtres momentanément en défaut) il n'en puisse résulter, de la part de la moins fonctionnellement élevée d'elles trois, une tentative suprême de coordination vitale anticholérique.

Je passe aux signes que nous fournit le ventre.

Comme quoi ce qui se voit et ce qui se passe du côté de notre ventre, pendant que l'état cholérique se prépare, achève de justifier les assertions qui servent de base au traitement prôné ci-dessus.

Les signes abdominaux choléripares, ceux qu'on voit comme de juste s'exagérer de plus en plus chez les futurs malades, se succèdent comme il suit :

1° Douleur gravative croissante autour de l'ombilic, chaleur épigastrique déclinant assez vite, tension abdominale, borborygmes ;

2° Coliques et selles fortement odorantes, rendues avec ténesme et soulagemeut immédiat;

3° Coliques plus fortes avec évacuations jaune-verdâtres, tirant quelquefois sur le rouge, (ces évacuations, d'une odeur fade et peu fétide, laissent déposer des flocons albumineux);

4° Selles incolores, liquides, à granulations blanchâtres, ne produisant plus aucune douleur, et devenant d'autant plus inodores qu'elles sont plus fréquentes ainsi que plus copieuses ;

5° En même temps que tout cela, langue de plus en plus large, pâle, blanche et tremblante quand on la tire; salive de plus en plus rare et visqueuse; hoquets, nausées, envies de vomir et vomissements; excavation abdominale de plus en plus profonde; poids des entrailles de plus en plus lourd; nécessité de plus en plus impérieuse d'adopter la position horizontale;

6° Enfin, urines de plus en plus rares.

Pourquoi tous ces faits et, biologiquement parlant, que signifient-ils?

Première série de pourquois. — Parce que notre tube intestinal et ses plus lourds annexes pendent en un vaste repli péritonéal, qui n'a d'attache antérieure qu'au nombril: nous ressentons forcément une douleur gravative péri-ombilicale; à mesure que le sang afflue vers l'abdomen, pour préparer la congestion cholérique.

Parce qu'à mesure que ce flux cruorique s'établit, nos globules perdent leur oxygène de plus en plus; l'excès de température épigastrique dû au surcroît d'un sang primitivement peu bleui, disparaît de plus en plus vite.

Enfin, parce que nos globules sanguins, en bleuissant de plus en plus, cessent de vivifier suffisamment les glandes gastriques, duodénales, pancréatiques et autres annexes de notre muqueuse digérante, ainsi que les fibres musculaires qui doublent et triplent cette membrane; et parce qu'en même temps, à ces glandes comme à ces fibres musculaires, l'in-

nervation végétative d'abord et animale ensuite manquent de plus en plus; les vapeurs
et gaz (que laissent de plus en plus aussi exhaler ces glandes, sécrétant de moins en moins
physiologiquement) distendent forcément la
cavité qui les renferme.

Seconde série de pourquois. — Parce que nos
intestins souffrent toutes les fois qu'ils sont en
contact avec des matières qu'ils ne peuvent
chymifier, chylifier, bilifier et manœuvrer
comme ils ont coutume de le faire; parce que
ces matières subissent forcément une fermen-
tation putride quand elles ne sont point digé-
rées, absorbées ou fécalisées convenablement;
et parce qu'enfin, l'anus, comme toute la muqueuse qui le précède ne peut que s'irriter et
contracter spasmodiquement au contact d'ex-
créments anormaux pour lui : forcément, nous
avons des coliques, des selles fétides et du ténesme dès que (faute de globules suffisamment
rouges et d'innervations convenables) les
glandes gastro-intestinales et les muscles situés derrière elles fonctionnent mal : et non
moins forcément l'expulsion de tous ces corps,
véritablement étrangers, ne peut que soulager.

Troisième série de pourquois. — Parce que

notre foie partage tout d'abord l'afflux sanguin du tube dont il est l'auxiliaire; parce que,
pas plus que ce tube, il n'est, faute subite
d'innervation et de globules rouges, subitement tué; parce que, dès-lors, il sécrète ainsi
que lui, tant bien que mal, pour se dégorger;
parce qu'après les évacuations puantes dont il
vient d'être question, il ne reste aucun résidu
alimentaire pour neutraliser les acides *choloï-
des* et *intestino-gastroïdes* que cette double
quasi-sécrétion fabrique alors; parce que, si
mal formés qu'ils soient déjà, ces acides fort
irritants ont néanmoins un restant de force
digestive suffisant à coaguler les parties albumino-fibrineuses qui, déjà aussi, arrivent en
même temps qu'eux, avec le serum du sang,
dans la cavité intestinale; parce qu'enfin, à
cette troisième phase du mal, quelques globules rouges parviennent encore aux artérioles
superficielles de la muqueuse, et, partant,
peuvent tomber et déteindre dans l'intestin,
s'il y a rupture par encombrement des vaisseaux qui les contiennent : les coliques alors
éprouvées par le futur malade sont plus fortes
qu'antérieurement; ses défécations, d'un jaune verdâtre, tirant quelquefois sur le rouge;
leur odeur, fade seulement ou fétide à peine,
comme celle des liquides hépatiques, gastriques, et cœtera; et les bribes de coagulum

qu'elles renferment, floconneux seulement aussi.

Ce n'est (je passe *à la quatrième série des pourquois*), ce n'est, dis-je, qu'à une époque encore plus rapprochée de l'explosion du mal que les selles deviennent tout à fait incolores, indolores à granulations riziformes, et d'autant moins odorantes qu'elles sont plus copieuses et plus fréquentes.

C'est qu'alors, pour les produire, il ne parvient presque plus déjà, aux innombrables glandes gastro-intestinales, que du sérum, d'une part, et de la force nervoso-animale, de l'autre.

Expliquons-nous !

Abstraction faite de la dose d'innervation cérébrale que réclame le phénomène *opportunité*, toute glande, pour sécréter, commence par exiger du sang noir, comme matière première; plus des globules rouges, comme source de force plastique ; plus encore de l'incitation ou pulpe nervoso-sympathique, comme régulateur. Puis, son produit fait, pour l'expulser, elle exige encore des globules rouges, comme source de force pour ses muscles acino-constricteurs ; et encore de l'incitation ou pulpe nervoso-rachidienne, comme source de mouvement.

Donc, si, vers cette glande, il n'arrive de plus en plus que du sérum, et, de plus en plus aussi, que de l'innervation spinale; faute de globules ferrugino-oxygénés, son produit sera incolore ; et faute de force nervoso-sympathique, ce même produit ne sera élaboré que mécaniquement, *rien que mécaniquement* ! c'est-à-dire de plus en plus comme il le serait par un tissu spongieux qu'on remplirait continuellement de sérum ; et que, non moins continuellement, on comprimerait ensuite pour le vider.

Eh bien ! travaillez de la façon que j'indique, du sérum, avec une éponge sèche, parfaitement sèche, dépouillée depuis longtemps de tout suc digestivo-coagulant ; et vous verrez toutes les parties albumino-fibrineuses de ce susdit sérum s'attacher aux fibriles de votre vieux zoophyte ; et se coaguler en ses mailles riziformes (si riziformes elles sont) pour former des grumeaux, qui ne pourront sortir de leurs trous que par un excès de pression ou un excès de lavage, sinon par les deux combinés.

La supposition que je fais ici, notre muqueuse gastro-intestinale (en recevant de plus en plus du sang noir et, de moins en moins, de la pulpe nervoso-plastique) la réalise-t-elle à mesure que l'état cholérique tend à s'établir chez nous ?

Oui.

Donc on ne doit pas s'étonner si, aucun pouvoir physiologique ne restant à un produit ainsi fait, les matières, de plus en plus incolores de nos déjections, loin de favoriser la sensibilité de notre muqueuse abdominale, ne font au contraire que l'éteindre en la *noyant*; et, partant, finissent par donner lieu à des évacuations indolores.

Cinquième série de pourquois. — Parce que notre langue est un organe glandulaire, spongieux et musculaire dont la couleur, les formes et l'agilité dépendent surtout du sérum, des globules et des trois innervations qu'il reçoit ; vu que sa muqueuse très-épaisse, et toute blanchâtre par elle-même, ne contrarie *la teinte*, l'*ampleur*, et les *mouvements* des tissus qu'elle recouvre, qu'autant qu'elle est aussi pauvrement ensalivée que faiblement et inhabilement manœuvrée : notre langue devient forcément d'autant plus plate, pâle, sèche et tremblante en ses mouvements, que les divers éléments sanguins et nerveux dont elle a besoin (pour conserver les formes, couleur, souplesse et agilité susdites) lui manquent, de plus en plus, par le fait de préparatifs cruorico-administratifs, de plus en plus efficacement choléripares.

Parce que notre abdomen doit sa rotondité ordinaire à la tonicité de ses parois musculaires ; aux vapeurs normales qui distendent les anses intestinales qu'elles contiennent ; et à la parfaite lubréfaction du hamac péritonéal qui les supporte et facilite si bien leurs mouvements qu'elles se tournent et contournent sans que rien, absolument rien, ne paraisse au dehors : forcément si, par le fait d'un état cholérique parvenant à s'installer de mieux en mieux, tout commence à s'empâter, se dégonfler, s'affaisser et finalement peser de plus en plus, faute croissante d'humidité, de vigueur et de commandement ; c'est-à-dire d'innervation des trois sortes, de globules et de sérum (ce dernier se perdant, par devant, pendant que les seconds restent par derrière, et que les trois premières arrivent de moins en moins)... forcément, dis-je, comme en tout cas de surcharge gastro-intestinale et de géne dans les mouvements péristaltiques, nous aurons des hoquets, des nausées, des envies de vomir et puis des vomissements : et, non moins forcément encore (comme dans tous les cas où nos anses intestinales cessent, de s'asseoir mollement les unes sur les autres ; pour mollement asseoir leur poids et leur ensemble sur la totalité de notre bassin) nous prendrons la position horizontale, afin d'éviter aux insertions (ombilicale, diaphragmatique et lombo-reinale) de notre péritoine un trop grand tiraillement vertical.

Sixième série de pourquois. — Enfin, de ce que le tronc cœliaque et l'artère mésentérique supérieure, qui alimentent notre estomac, notre foie, notre pancréas, toute la portion la plus digérante de notre intestin grêle et notre colon transverse, laissent d'autant moins couler de sang, vers les vaisseaux qui desservent nos reins, que notre tube abdominal est plus près de fonctionner cholériquement : forcément nos urines manquent, à mesure qu'avance l'heure du mal.

Je passe aux prodromes *anticholériques abdominaux* ou, ce qui est tout un, aux phénomènes organiques dont l'exagération croissante, chez les futurs indemnes, prouve que nous avons, *dans le ventre,* un ou plusieurs organes capables de travailler à nous mettre à l'abri du mal, en temps d'imminence épidémique.

Tout d'abord, la chose est-elle vraie?

— En fait, oui! En théorie, oui encore! mais en pratique, non! cent fois non! je m'explique.

Il est incontestable qu'en Chine (je dirai plus tard comment je comprends le phéno‑mène) certains cholériques rares, très-rares même, recouvrent la santé par le fait d'*hyper‑sécrétions urinaires spontanées* ; tout comme il est incontestable qu'en France (où la diacrise reinale est presque absolument inconnue) cer‑tains influencés restent finalement indemnes, après avoir éprouvé d'abondantes *évacuations, spontanées aussi, biliares et alvines.*

Donc, en fait comme en théorie, nous som‑mes forcés d'admettre que les *reins*, *le foie*, et le *colon* (sinon le bas de notre intestin grêle) en hypersécrétant peuvent nous préserver du flux cholérique.

Mais, parce que jamais, que je sache, la thérapeuthique chinoise ne recherche, au mal qui nous occupe, de réaction reinale (vu qu'elle dit que de toutes, c'est la plus difficile, sinon la plus impossible à obtenir) et parce que jamais, que je sache non plus, la théra‑peutique française, qui est dans les mêmes idées, n'a produit d'hypersécrétion urinaire guérissante, si fortes qu'aient été ses doses de diurétiques employés dans une autre intention; nous dirons en forme de première conclusion et pour empêcher qu'on ne perde un temps précieux à chercher l'impossible : *pratiquement* il n'y pas de phénomènes urinaires anticholériques.

Pareillement, parce qu'avec ses purgatifs et ses vomitifs (son ipéca, entre autres, et surtout son exécrable sulfate de cuivre), la thérapeutique française a été plus malheureuse encore en 65, 66 et 67 qu'elle ne l'avait été, aux épidémies précédentes, avec toutes ses autres médications (plus qu'empiriques, pour ne pas dire anti-rationnelles); nous dirons en forme de seconde conclusion et pour empêcher qu'on ne fasse du mal au lieu de bien; *pratiquement* il n'y a pas de phénomènes biliaires anticholériques.

Donc, pour en finir une bonne fois avec les prodromes abdominaux, nous conseillerons, malgré les faits et malgré la théorie, de tenir pour certain qu'il n'y a pas, *du côté de notre ventre*, d'organe sur lequel nous puissions *pratiquement* compter pour nous tirer d'affaire, spontanément ou médicalement.

Mais alors, direz-vous, comment expliquer les cas (excessivement rares, il est vrai, mais cependant bien authentiques) de constipation préalable, présentés par certains futurs cholériques ?

— Je les explique, ainsi que ceux non moins rares et tout aussi authentiques de choléra sec, par un épuisement exceptionnellement prématuré de la force nervoso-rachidienne qui sert à faire manœuvrer les muscles dont est doublée, voire même triplée, notre muqueuse gastro-intestinale.

Comme quoi ce qui se voit et ce qui se passe du côté de nos muscles, y compris le cœur, achève de justifier les assertions qui servent de base au traitement prôné ci-dessus.

Les phénomènes musculaires, auxquels on peut reconnaître que l'organisme s'achemine de plus en plus vers l'état cholérique, sont la fatigue, la faiblesse, l'abattement, quelquefois les défaillances, et, quelquefois aussi, les crampes aux membres inférieurs.

Ils ont, pour opposites, des velléités de vigueur aussi rares que peu durables.

Je dis : aussi rares que peu durables ; parce que, si (chez quelques personnes) ces tentatives réactionnelles ou mieux ces impatiences musculaires deviennent assez fortes, pour qu'il leur faille absolument se mouvementer et même sortir : généralement c'est tellement le contraire qui a lieu, qu'on voit fréquemment (en temps d'épidémies) les hommes, les plus énergiques et les moins influencés, devenir indolents et même parresseux.

Je l'ai dit et je le répète ; le manomètre de ce manque universel de force plastique et contractile, c'est le plus important de tous nos muscles : le cœur. Je n'ai jamais trouvé personne, absolument personne (*indico morbo regnante*), dont le pouls ne fût plus ou moins filiforme et précipité ; ni personne, absolument personne non plus (non seulement en maladie, non seulement même en fatigue temporaire, par le fait d'une fonction physiologique transitoire, telle que grossesse, allaitement ou parturition, mais encore en santé) qui n'ait eu à se louer d'une hygiène, sinon d'un traitement, anti-cholérique.

Combien d'affections, autres que le choléra ; j'ai vu guérir, en 1865, rien qu'avec une médication analogue à celle que je prône ! Et combien, au contraire, j'ai vu succomber de femmes en couches, pour n'y avoir pas été soumises, sous prétexte que rien n'indiquait, chez elles, qu'elles fussent en danger.

Mais n'allons pas si vite : et voyons ce que veulent dire tous ces phénomènes musculaires, tant choléripares qu'anti-cholériques.

La fatigue (facile et dégénérant volontiers en faiblesse, indolence, paresse et abattement) signifie, *premièrement*, que, défaut croissant d'oxygène et de pulpe végétativo-sympathique, les muscles se réparent de plus en plus mal : *secondement*, que, défaut croissant de sérum, ils peinent de plus en plus à glisser dans leurs gaînes directrices : et, *troisièmement*, que, défaut croissant aussi d'incitation spinale, ils se contractent de moins en moins facilement.

Les défaillances prouvent que, pour ce dernier motif (c'est-à-dire insuffisance de pulpe rachidienne), le plus important de tous ces organes contractiles peut se trouver momentanément dans l'impossibilité de fonctionner et, partant, de battre.

Enfin, les crampes veulent dire qu'avant même que le flux cholérique ait commencé, le sang peut déjà tant manquer aux membres inférieurs que leurs fibrilles desséchées se mettent à tirailler leur commandants nerveux.

Quant à l'irrésistible besoin d'agir, si exceptionnel chez les futurs indemnes eux-mêmes ;

son excessive rareté prouve que notre ministère végétativo-directeur ne cherche presque
jamais, pendant ses efforts de réaction, à loger,
dans l'énorme capacité spongieuse de nos
muscles, le sang qu'il envoie perdre son sérum dans notre cavité intestinale, quand il
cède aux influences choléripares.

Donc, malgré les services réels que peut
rendre un exercice volontaire, au début de la
période prodromique, en activant la circulation et en provoquant la sueur ; et malgré la
recommandation, que j'ai faite, de masser légèrement les membres, pendant les frictions
vinaigrées : on ne doit pas, si le pouls est trop
sensiblement filiforme, essayer de soulager le
ventre, en cougestionnant les muscles par la
gymnastique, à fortiori par des agents tétani-
ques.

Le tout, par ce très-bon motif, qu'au lieu
de faire comme la plupart de nos glandes, qui
ne sécrètent jamais sans dépurer plus ou
moins de sang et, partant, sans enrichir jusqu'à un certain point l'organisme, nos muscles
ne font au contraire, dès qu'ils agissent, que
dépenser de la pulpe nerveuse, détériorer des
globules rouges et user du sérum, toutes choses qui ne font (hélas !) que trop vite défaut en
temps de choléra.

Soit ! direz-vous ; mais si les contractions musculaires coûtent si cher, pourquoi notre ministère plastique, si bon logicien d'après vous, active-t-il d'autant plus les battements de notre cœur que l'état cholérique menace davantage.

— Parce que, tout bonnement, il ne peut mieux faire.

Je m'explique.

Dans l'organisme, ce ministère végétatif que vous incriminez tant sert (n'est-il pas vrai ?) à partout distribuer le sang (que nos chairs absorbent pour s'entretenir) et, partout aussi, la pulpe sympathico-nerveuse (qui réglemente cet entretien).

— D'accord.

— Eh bien ! cette dernière, que devient-elle, à mesure que l'état cholérique menace de s'installer en nous ?

— Elle devient de plus en plus faible.

— Donc, pour que partout la vie persiste au même degré, ce susdit ministère doit s'efforcer de compenser l'insuffisance ou l'incapacité de sa pulpe surveillante, par l'abondance ou la richesse des matériaux réparateurs qu'il offre à nos tissus détériorés.

— Évidemment.

— Eh bien ! cette richesse, la leur peut-il procurer alors que, par l'effet d'un état cholérique de plus en plus imminent, notre sang abandonne de plus en plus nos poumons, notre peau, notre foie, bref, nos organes les plus puissamment heimatoseurs ; pour se porter vers notre tube digestif qui l'est si peu et à tant de frais.

— Certainement non.

— Reste donc pour unique ressource l'abondance.

— L'abondance soit.

— Eh bien ! comment l'obtenir ?

— Par des ondées sanguines plus amples, ou plus fréquentes.

— Commençons par les plus amples ! Pour qu'elles soient ainsi, que faut-il ?

— Plus de souplesse en notre muscle cardiaque, plus de force en ses contractions, plus d'énergie en son commandement rachidien, et (de la part de la tunique jaune de toutes nos artères) moins de résistance à surmonter.

— Donc, si, par le fait d'un état cholérique parvenant à s'installer de mieux en mieux, notre sang afflue de plus en plus vers notre fatale cavité digestive ; en même temps que de plus en plus faiblissent nos forces nerveuses, dans l'ordre que j'ai fait connaître : fatalement, notre quadruple pompe cruorique aspirante et foulante deviendra (premièrement) faute de sérum ?...

— ... De moins en moins souple.

— ... Secondement, faute de globules ?

— ... De moins en moins puissante.

— .. Troisièmement, faute de commandement nutritivo-contractile, de pulpe sympathico-rachidienne ?

— De moins en moins énergiquement com-
mandé.

— Le tout, pendant que, faute encore de
sérum, nos tuniques jaunes artérielles (qui
font, dans notre mécanisme circulatoire,
comme le ligament jaune aussi de l'aile des
oiseaux, dans celui de leur vol ; juste la moitié
de la besogne)... le tout, dis-je, pendant que,
faute de sérum, nos tuniques jaunes artérielles
changeront leur douce élasticité physiologique
en insurmontable racornissement physico-
chimique.

— D'où vous concluez ?

— Que plus d'ampleur dans l'ondée sanguine étant aussi impossible que plus de richesse ; notre ministère végétativo-directeur
(sentant, *par lui-même et les afférents que lui
envoient ses très-nombreux subordonnés*, combien le sang et la pulpe nutritivo-contractile,
dont il dispose, deviennent de plus en plus
pauvres) fait pour le mieux ; en commandant
*par efférence, tant pour lui que pour ses subor-
donnés très-nombreux*, des pulsations d'autant

plus fréquentes que plus mécaniquement diminue le calibre de nos artères.

Les mots « commandant par efférence » (qui pourront peut-être étonner) signifient simplement qu'une surface encéphalo-directrice, formée de cellules multipolaires aussi impressionnables qu'impressionnantes, ne peut être modifiée en même temps que tourmentée par un double état cruorico-nerveux, de plus en plus alarmant ; sans aussitôt tourmenter à son tour, et de plus en plus aussi, le seul organe qui puisse envoyer, tant à elle qu'à ses gouvernés, les éléments primordiaux du calme et de la réparation : le sang modérateur des nerfs.

Mais au lieu d'empiéter sur la deuxième partie de cet ouvrage, passons plutôt aux considérations qui peuvent servir de résumé à la première.

CHAPITRE CINQUIÈME.

Conclusion résumant, tant bien que mal, la première partie de ce livre ; dans le triple but de faire connaître les phénomènes cosmo-préparateurs du choléra, ses prodromes organiques, et les moyens hygiéniques les plus aptes à prévenir son explosion.

En insistant, comme je viens de le faire au précédent chapitre, sur les phénomènes, alternativement positifs et négatifs, qui précédent l'état cholérique ; je n'ai eu qu'un but : donner à entendre que cet événement pathologique est bien moins une surprenante révolution nervoso-circulatoire, que le dernier terme d'une série d'émeutes organiques dues à des circonstances qui (par cela même qu'elles empêchent, de plus en plus, les poumons, la peau, le foie et les reins de recevoir le sang et de le dépurer, chacun à sa façon) obligent notre muqueuse intestino-gastrique à l'admettre, de plus en plus aussi, pour l'hématoser, à sa manière, ou tout au moins essayer de le faire.

Je dis « hématoser ou tout au moins essayer de le faire » parce qu'il survient, quand cet effort ultime avorte, une perte albumino-sero-fibrino-saline mortelle, au lieu d'une manière d'artérialisation conservatrice.

J'ai fait connaître, plus haut, comment notre muqueuse gastro-intestinale (qui, en santé, ne secrète bien qu'en vue d'une absorption répara-trice presque immédiate et, en maladie, se trouve au mieux d'eaux minérales carboni-quées) devenait trop facilement simple surface mécanico-filtrante, dès qu'il lui fallait beaucoup fonctionner pour excréter seulement. Donc je n'ai pas, quant à présent, à plus longuement insister sur un ensemble de causes pathogé-niques à effets morbides, qui tout naturelle-ment trouvera son explication aux chapitres genèses ; et passe, par conséquent, à cette conclusion très-simple du but que je me suis proposé :

« Puisque, dans nos climats surtout, le cho-
» léra est bien moins une brusque et violente
» révolution morbide, que le terme ultime d'une
» série d'actes pathogéniques (progressant d'au-
» tant plus hypocritement et lentement, vers
» le mal, que les raisons organiques et mon-
» daines qui font passer notre être d'un de ces

» modes fonctionnels anormaux au suivant
» sont moins accentuées) :

» Au lieu d'attendre imprudemment ce tant
» dangereux dernier terme, pour avoir à le
» guérir ; hâtons-nous d'intervenir dans un de
» ses devanciers prodromiques, où le mal est
» encore inférieur au bien ; et d'y tant exagérer
» les efforts réactionnels, encore prépondé-
» rants de notre être, que l'organisme (aussi
» bien artérialisé désormais que nerveusement
» retonifié) devienne, une fois pour toutes,
» plus fort que les causes cholérigènes qui
» pourraient encore l'influencer. »

Eh bien ! comment obtenir ce résultat si dé-
sirable ?

Premièrement, en indiquant si minutieusement les événements cosmo-préparateurs du
choléra, que notre attention soit éveillée sur la
possibilité de son avénement ; bien avant que
les personnes, les plus faibles elles-mêmes, ne
soient influencées ;

Secondement, en décrivant si exactement ses phénomènes organico-précurseurs,
qu'avant tout danger probable on ait largement le temps de lancer l'organisme en mode
vital anticholérique ;

Et troisièmement enfin, en énumérant les meilleurs moyens d'obtenir cette excellente manière d'être et de fonctionner. Je dis meilleurs parce qu'il y en a beaucoup.

Donc fournissons de notre mieux ces trois sortes de renseignements.

Des phénomènes cosmo-préparateurs du choléra.

A Paris et dans ses environs ; vous devrez craindre le choléra :

Quand vous verrez, à l'entrée de la saison chaude, les feuilles des arbres se développer avec peine et prendre, en restant trop petites, une teinte glauque plutôt que franchement verte ;

Quand, les beaux jours une fois venus, le ciel, exempt de nuages ou n'en n'ayant que de très-rares et de très-bas placés, revêtira un aspect bleu-blanchâtre, tirant sur le cobalt plutôt que sur l'indigo ou le bleu de Prusse.

Quand les objets, tenus d'habitude en lieux frais, ne se couvriront que d'une buée insignifiante, en arrivant à l'air libre ;

Quand le vent (ne variant que du Sud-Est au Nord, par l'Est) soufflera bon frais aux plus chaudes heures de la journée ;

Quand, en un mot, faute d'eau (en suspension, mélange ou combinaison) dans les gaz de l'atmosphère ; cette dernière, devenue diathermane au maximum, sera très-froide, en sa masse entière, et fort chaude seulement en ses très-minces couches touchant les endroits insolés ;

Autrement dit, quand tout sera disposé au ciel de telle sorte que forcément on étouffera, le jour et gêlera la nuit ; et que, forcément aussi, on suera au soleil, malgré la brise régnante : alors que, précisément à cause d'elle, on frissonnera à l'ombre ;

Quand, dis-je, vous verrez ou sentirez toutes ces choses ; vous devrez croire à la possibilité, pour l'organisme, d'être jeté en mode vital choléripare ; et vous méfier beaucoup, surtout si la saison froide vous a mal préparés pour la chaude.

Et l'ozone ? direz-vous.

L'ozone ! mais j'en ai parlé implicitement ; implicitement j'ai dit qu'il manquait en temps choléripare ; et, qui plus est, implicitement encore, j'ai dit la cause de son défaut ou absence en parlant sécheresse, brise bon frais, soleil intense et feuilles aussi petites que mal chlorophylées : si, comme je me le suis laissé dire, ce gaz n'est autre que de l'oxygène à l'état naissant ; ou mieux s'il n'est, comme je le crois, que de l'oxygène en état électrique tel, qu'il est plus apte à entrer en combinaison organique ou sortir du mélange aérien que s'il était électrisé autrement ou pas du tout.

J'en ai parlé, dis-je, implicitement ; parce qu'on sait fort bien que les gaz secs sont beaucoup moins aptes à influencer les corps, qui leur sont étrangers, et à se laisser influencer, par eux, que les gaz humides ; et parce qu'on sait fort bien encore que le dépurateur par excellence de l'air et son plus puissant fournisseur d'oxygène, c'est le feuillage des végétaux.

Je ne saurais à ce sujet trop faire remarquer qu'en Italie, en Espagne, en France et ailleurs on défriche beaucoup trop ; et que la fréquence et l'intensité des épidémies cholériques en ces différents pays, comme dans l'Inde, coïncident avec la fréquence et l'intensité de ces défrichements, cause de sécheresse atmosphérique. Au Brésil, où le choléra était aussi impossible qu'inconnu, dans les forêts vierges ; partout où l'on détruit de grands espaces boisés pour cultiver le café, la canne, et autres denrées sous-tropicales ; partout, en un mot, où on habille le pays comme dans l'Indoustan, on voit, comme dans l'Indoustan, le choléra revenir d'autant plus périodiquement et d'autant plus cruellement qu'on a détruit plus d'arbres.

Mais rentrons dans notre sujet ; ou, si nous quittons le printemps ainsi que Paris et ses environs, que ce soit, non pour spécifier davantage, mais pour généraliser au contraire en disant :

« Notre milieu matériel nous acheminera
» vers l'état cholérique, toutes les fois que les
» excès (*alternativement positifs et négatifs*) de
» ses qualités lumineuses, caloriques, hygro-
» métriques, ventilatoires... ou autres, tout en
» nuisant au jeu de notre foie et de nos reins,
» influenceront *contradictoirement* notre peau
» et nos poumons, si souvent et si fortement :
» que fatalement nous dépenserons des sommes
» considérables (d'argent et de force organi-
» ques) de sang artériel et de pulpe sympathi-
» que à *révolutionner* et *contre-révolutionner*
» notre circulation cruorique et notre inner-
» vation plastique ; pour tantôt, asseoir notre
» mode vital stimulo-hématoseur sur l'activité
» prépondérante de notre surface cutano-pul-
» monaire, si périphériquement aérienne ; et
» tantôt au contraire, sur celle quasi-opposite
» de notre muqueuse intestino-gastrique, si

» profondément bien soustraite à l'influence
» directe de l'atmosphère. »

Comme la seconde partie de ce livre ne sera
que le commentaire du précédent paragraphe
guillemeté ; je passe à l'émunération des signes
qui montrent que l'organisme cède aux influences cholériques énumérées ci-dessus.

Des signes organiques auxquels on peut reconnaître que l'état
cholérique se prépare.

Quand, chez un individu soumis à des influences climatériques analogues à celles dont
il vient d'être parlé, vous verrez une, deux,
trois, quatre fois ou plus en vingt-quatre heures, pendant un, deux, trois jours, assez souvent
une ou deux semaines, mais rarement trois....
Survenir des frissons, vagues à leur début,
qui de plus en plus augmenteront de nombre,
de longueur et d'intensité de façon à dégénérer
en froid continu des reins et des membres
inférieurs, avec accompagnement de douleurs
constrictives ;
La langue devenir large, plate, pâle et trem-
blottante en ses mouvements, à mesure que la
salive se fera visqueuse et rare ;
L'haleine perdre sa température et son humidité ;

La voix s'enrouer ;

La vigueur musculaire faire aisément place à la fatigue ; celle-ci à la faiblesse ; celle-ci encore à l'abattement ; et celui-ci quelquefois aux défaillances ;

Des crampes crisper les pieds et les jambes, les mains et les avant-bras ;

La soif augmenter à mesure que l'appétit baisse ;

Et, à cette inappétence croissante, succéder, après l'ingestion des aliments, des bouffées de chaleur épigastrique ; puis, à celles-ci, des digestions pénibles ; puis, à celles-ci encore, des borborygmes avec légère tension abdominale ; puis, à celle-ci toujours, une douleur gravative péri-ombilicale ; puis, à celle-ci enfin, la pesanteur d'entrailles, accompagnée de hoquets dégénérant en éructations, dégénérant elles-mêmes en envies de vomir, dégénérant à leur tour en vomissements des matières ingérées, d'abord, et de liquides gastro-biliaires ensuite ;

Pendant que surviendront des coliques, remplacées bientôt par des envies de rendre, remplacées elles-mêmes **par** des évacuations stercorales *pour commencer*, semifécales et très-odorantes *pour continuer*, et quasiment inodores en même temps que bilieuses ou rougeâtres, avant de finir par être incolores, inodores et indolores..... Quand vous verrez, dis-je, tous ces accidents se produire successivement, vous devrez craindre le choléra ou, mieux, que l'état cholérique ne s'établisse chez l'individu, qui les aura présentés sinon tous, du moins en majeure partie, si !.....

Si (après plusieurs assauts pareils ou un seul bien accentué) vous ne voyez se succéder, chez ce même individu, la majeure partie des phénomènes que je vais énumérer à défaut de leur totalité.

Des signes organiques auxquel on reconnaît que l'état cholérique tend à disparaître ou ne pas se produire.

Du côté de la peau — Chaleurs suivies de sueurs. Tant mieux si ces derniers déterminent des sudamina.

Du côté des muscles — Velléités de vigueur, choses rares, très rares, excessivement rares même.

Si ces velléités vont jusqu'à l'impatience, tant mieux ! Si elles vont jusqu'à l'irrésistible besoin de se mouvementer, deux et trois fois tant mieux!! Mais gare aux refroidissements!!!

Du côté de la figure — Rougeur, tuméfaction de la face, hypersécrétion de toutes ses glandes sudorales, épistaxis, rétablissement de la salive, du mucus nasal, des larmes, et cœtera, et cœtera.

Du côté du crâne — Bourdonnements d'oreilles, surexcitation cérébrale, pesanteur de tête (chose fréquente) semi-coma (chose plus rare) coma complet (chose qui n'arrive que trop souvent).

Du côté du poumon — Respiration de plus en plus facile, voire même halitueuse.

Du côté de l'abdomen — Appétence et même recrudescence d'appétit, phénomène rare, très rare ; fort heureusement ! Car il n'est jamais accompagné de recrudescence de pouvoir digestif.

Du côté des reins — Réapparition des urines, phénomène des plus rares en Europe.

Du côté du pouls — Ampleur croissante et même fièvre ; si l'un des organes où le sang fait retour vient à s'enflammer.

Si, dis-je, après plusieurs assauts choléripares ou même un seul bien accentué, vous ne voyez pas survenir, chez l'individu qui les aura présentés, sinon tous les phénomènes que je viens d'énumérer, du moins la majeure partie ou les plus accentués d'entre eux, vous devrez craindre l'avènement de l'état cholérique et, dès lors, recourir, sans aucunement hésiter, à un traitement préventif.

Eh bien, ce traitement préventif, quel est-il ?

(Traitement préventif)

Du moment que l'état inconstestablement cholérique n'était plus, à mes yeux, que le fatal et logique dernier terme d'une suite de crises anté-morbides, à chacune desquelles il n'avait manqué (pour compromettre définitivement l'organisme) qu'une intensité plus grande, une durée plus longue ou des antécédentes plus nombreuses ; je devais évidemment, afin de prévenir leur fatale résultante, employer le plus vite possible, tout ou portion notable du traitement que j'ai tant prôné.

Au moindre signe de malaise organique, pouvant être considéré comme un prodrome choléripare, je travaillais donc immédiatement à soutenir et même exagérer,.... premièrement le rôle de notre peau, considérée comme organe hématoso-dépurateur, grâce à ses innombrables papilles vasculaires, tubes sudoraux, glandes sébacées, et cœtera, et cœtera;...secondement, à soutenir et même exagérer aussi le rôle de cette même peau, considérée non plus comme organe inhalo-exhalant, utile à notre vie plastique, mais comme surface indispensable à la fabrication de nos pulpes nervoso-incitantes, grâce à ses innombrables papilles sensorielles ;.... troisièmement, enfin à soutenir et même exagérer pareillement le rôle de notre muqueuse gastro-intestinale en tant que surface digestivo-reconstituante.

Pour atteindre ce triple but, que faisais-je ?

Tout bonnement j'excitais notre tégument externe, au moyen de frictions faites avec la main ou mieux, avec une flanelle imbibée de vinaigre des quatre voleurs, de baume de fioraventi ou seulement d'eau de Cologne, suivant qu'il y avait menace plus ou moins imminente d'accidents cholériques. Mais, je l'avoue, le premier de ces rubéfiants fut toujours (à cause de sa composition et son énergie) mon médicament préféré.....

Et, tout bonnement aussi, je rehaussais le ton de notre muqueuse gastro-intestinale en la mettant successivement en contact,.... avant le repas, avec du sirop antiscorbutique additionné de quantité variable de sirop de ratanhia ;.... pendant le repas, avec des eaux ferrugineuses carboniquées non laxatives ;.... enfin après le repas avec une infusion tonique et stimulo-diffusible de camomille romaine, de thé noir ou de café ; le tout une fois, deux fois et, au besoin, trois fois par jour.

Je n'ai jamais recommandé l'usage des liqueurs fortes en temps de choléra. C'est tout au plus si j'ai toléré l'élixir de Garrus ou ses équivalents à petites doses.

Précautions de premier ordre

Je l'ai déjà dit bien souvent et je crois devoir le redire encore : « Tant que persistent
» les causes qui déterminent l'état cholérique
» (celles atmosphériques surtout!) l'organisme
» est plus faible, plus énervé que d'habitude ;
» et dans cet organisme plus faible, plus
» énervé, l'appareil qu'il faut le plus ménager,
» vu le rôle dépurativo-excréteur que lui ré-
» servent cesdites causes déterminantes, celles
» atmosphériques surtout! c'est l'appareil
» gastro-intestinal.

» Donc on doit donner, moins que jamais, à
» travailler à sa muqueuse digestive.

» Donc aussi (comme on ne peut travailler
» soit des membres, soit surtout de la tête ;
» sans donner, pour réparer ses pertes, du
» travail à son estomac) il faut, en temps de
» choléra, travailler moins que jamais et des
» muscles et de l'encéphale.

Précautions d'ordre moindre

A l'ensemble des précautions qui précèdent,
j'ai toujours ajouté l'usage d'une ceinture de
flanelle sur le ventre ; et (bien que la constipation paraisse, jusqu'à un certain point, être
le contraire du choléra) j'ai constamment in-
sisté pour qu'on allât à la selle régulièrement ;

Afin d'obtenir ce résultat, je commençais par employer des lavements frais et toniques, des infusions de camomille romaine entre autres. C'est seulement quand ces moyens fort simples ne suffisaient pas que je recourais aux purgatifs. J'employais, alors, la rhubarbe (dont le tannin favorise les contractions intestinales) et l'aloës, assez bon stomachique, dont l'action laxative se porte plus particulièrement sur le gros intestin.

J'employais, dis-je, ces deux purgatifs de préférence à tous les autres ; mais je ne m'en servais qu'à des doses qui, en d'autres temps ou en d'autres circonstances, auraient été ridiculement faibles.

Comme cette manière d'agir pourrait sembler trop étrange, pour être facilement acceptée, je dirai, 1°, que (chez maintes personnes, chez les femmes principalement) la constipation m'a paru ne tenir, très souvent, qu'au défaut d'énergie des contractions musculo-intestinales ; et 2°, j'ajouterai (qu'on me pardonne l'expression grossière que je vais employer) que le débordement stercoral, qui suit volontiers la rétention prolongée des matières fécales, est lui-même trop fréquemment suivi de dyarrhée ; pour qu'on ne doive pas craindre de voir cette dernière affection dégénérer en flux fatal, en temps d'épidémie cholérique.

Indico morbo regnante, je me suis constamment préoccupé du moral de mes malades, et, très souvent, cela m'a réussi.

C'est ainsi que j'ai tiré d'affaire plusieurs individus trop effrayés, en leur soutenant qu'ils n'avaient d'autre mal que la peur, bien que je leur imposasse un traitement anticholérique.

C'est ainsi, encore, que certain ivrogne et certaine ivrognesse (que trois fois de suite j'avais tirés d'affaire et qui, trois fois de suite aussi, s'étaient remis en état cholérique, à force de boire du rhum pour se redonner des forces (n'ont recouvré la santé qu'après une vigoureuse saboulade, dont ils finirent par tenir compte.

C'est ainsi, enfin, que la dame nourrice, dont j'ai parlé plus haut (après une remontrance assez énergique sur l'amour maternel) finit par consentir à mettre son enfant au sein, eut du lait et rentra en santé.

Les précautions que je viens d'énumérer, sont celles que je me suis contenté de prendre en 1865, 1866 et 1867, lorsqu'à la rigueur je pouvais douter; quand, au contraire, plusieurs symptômes ou même un seul ne me permettait pas de le faire; je recourais, sans

attendre aucunement, au traitement intégral
que j'ai tant prôné.

Réflexions diverses

De ce que je me suis (constamment et sys-
tématiquement, je l'avoue) renfermé, à cette
époque, dans ce genre de médication préven-
tive ; est-ce à dire que toute autre manière
d'agir me semble mauvaise?

Non, mille fois non! Car je partage entière-
ment l'opinion que le docteur Gendrin émet
dans la troisième des phrases qui vont suivre.
Phrases que j'emprunte à son traité du choléra.

« Abandonnée à elle-même, sans que le ma-
» lade se soumette à aucun moyen de guéri-
» son, la dyarrhée cholérique se termine, dans
» le plus grand nombre des cas, par l'explosion
» du choléra.

» Cette terminaison manque cependant quel-
» que fois.

» Elle manque souvent, pour peu que des
» moyens de traitement quelconque soient em-
» ployés.

» Elle manque toujours, si l'on a recours à
» un traitement méthodique bien conçu.

Elle manque souvent, pour peu que des

moyens de traitement quelconque soient employés ! Rien de plus facile à comprendre que
cette assertion !

Au moment où le sang va prendre son cours
fatal, vers notre muqueuse préalablement énervée ; tout ce qui peut l'attirer ailleurs, le sulfate
de cuivre lui-même peut rendre service.

Laissez-moi vous expliquer comment je con-
çois que ce poison (fort mal adroitement in-
troduit, suivant moi, dans la thérapeutique)
puisse en pareille circonstance devenir de
quelque utilité.

Voici un homme, dont le pouls vous indique
très nettement que (chez lui) le sang reflue
d'une façon toute cholérique, vers la muqueuse
gastro-intestinale. Vous n'avez sous la main que
du sulfate de cuivre. Vous l'employez. Qu'arrivera-t-il ?

1° Ou la muqueuse gastro-intestinale, déjà
complètement énervée, ne sentira pas ce sulfate de cuivre ; et (ne le sentant pas) ne modi-
fiera pas ses façons d'être et d'agir, auquel cas
vous n'aurez fait ni bien ni mal :

2° Ou la muqueuse (encore capable de sentir
et de bouger, mais non d'absorber) se mettra,
sous l'influence de ce sulfate de cuivre, à hy-

persecréter, puis hypersuinter, puis enfin hyper-
évacuer ; auquel cas, vous aurez hâté le dé-
nouement fatal, si ?..... Si, cette décharge pré-
maturée du système vasculaire spléno-mesen-
térique (opérée au moment où il lui restait encore quelque force nerveuse, quelque saine
direction) ne lui est pas favorable ; chose que
vous ne pouvez pas affirmer, vu que le sulfate
de cuivre, qui n'est pas un poison instantané,
est, au contraire, instantanément astringent,
même à forte petite dose....... auquel cas vous
avez autant de chance pour bien faire que pour
faire mal.

3° Ou bien enfin, la muqueuse gastro-intestinale encore innervée (encore capable de bien
sentir bien absorber et bien bouger, c'est-à-
dire bien fonctionner) portera, jusqu'au foie,
portion ou totalité du poison mis en contact
avec elle et, ce faisant, forcera cet organe à
sécréter biliairement ; auquel cas, vous débar-
rasserez le système vasculaire spleno-mesenté-
rique d'une surcharge de sang veineux prête
à déterminer un déplorable flux morbide et
partant ferez du bien ; en faisant hyperfonc-
tionner, presque physiologiquement, un paren-
chyme infiniment plus solide et infiniment
moins perméable que notre muqueuse gastrique; et en prévenant, par cela même, le
suintement automatique (autrement dit patho-

logique ou mieux encore cholérique) de cette dernière surface.

Mais j'en ai dit assez ce me semble, pour justifier l'approbation que je donne à des paroles qui ne sont pas miennes ; donc je passe à un autre ordre de réflexions.

On a cru devoir distinguer la cholérine du choléra indien ; le choléra indien, du choléra européen ; le choléra épidémique, du choléra endémique, et le choléra endémique, du sporadique.

Pareillement, on a cru devoir distinguer le choléra des adultes du choléra des enfants.

Pures subtilités.

Le choléra est, comme la pneumonie, le rhumatisme, la néphrite et beaucoup d'autres maladies : il n'a ni patrie, ni sexe, ni âge.

Le choléra ou mieux, l'état cholérique est le même partout ; plus ou moins grave et dangereux, suivant les circonstances cosmiques ou sociales, qui l'ont fait naître, et suivant l'état de l'organisme qui le contracte.

Les distinctions... qu'on s'est efforcé d'établir entre le choléra à prodromes intestinaux et le choléra à prodromes vertigineux ; le choléra dyarrhéique et le choléra sec ; le choléra insidieux, adynamique, intermittent et le choléra franc, voire même foudroyant.... sont-elles mieux fondées ? indiquent-elles qu'il faut appliquer à chacune de ces affections, vu leur qualificatif, un traitement différent parce que ce sont autant de maladies réellement différentes?

— Non! Toutes ces formes... qui tiennent à l'état sanguin et à l'état nerveux dans lesquels se trouvait l'individu, que les influences choléripares sont venues assaillir; ou bien à la façon dont son liquide nourricier et son fluide administratif ont fait retrait, par l'effet de cesdites influences... toutes ces formes, dis-je, indiquent seulement une chose, c'est que (tout en opposant à l'état cholérique son traitement rationnel) il convient, en certains cas particuliers, de s'appliquer, un peu spécialement, à débarrasser la muqueuse digestive (prodromes intestinaux)..., ou bien de s'appliquer, un peu spécialement, à rappeler le sang au cerveau (prodromes vertigineux)... ou bien encore, de s'appliquer, un peu spécialement, à réveiller l'action du foie (prodromes dyarrhéiques)... ou bien aussi, de s'appliquer, un peu, spécialement, à rehausser la force contractile du tube digestif (choléra sec)... ou bien pareillement, de s'appliquer à tonifier, quininer son malade (choléra adynamique, insidieux, intermittent... ou bien enfin, de s'appliquer à le médicamenter aussi énergiquement que promptement (choléra foudroyant)...

— Soit! mais qui vous dit qu'on n'a pas eu pour but, en établissant toutes ces distinctions, de rassurer le public, en le trompant un peu.

— A cela, je ne veux répondre que par les faits. On a aidé nombre de trompeurs, effrayé presque tout le monde, mais rassuré...personne.

POST SCRIPTUM

Les 144 premières pages de ce fascicule étaient déjà composées, quand les déplorables événements de 1870 vinrent en suspendre l'impression.

Me disant, alors, que ces 144 pages renfermaient, à la rigueur, tout ce qui intéresse le public et le médecin, en fait de choléra ;... puisqu'elles faisaient connaître en quoi consiste cette cruelle maladie ; les signes, auxquels on peut la reconnaître; la manière de la soigner; et même comment nous autres (Français et, plus particulièrement, nous autres Parisiens), pouvons prévoir (par l'examen de notre propre individu, par l'aspect de notre ciel, par les qualités hygrométriques de notre atmosphère, et par la direction ainsi que l'intensité des vents qui l'agitent), si nous avons chance ou non de tomber en état cholérique... bref, me persuadant alors que tout ce qui était déjà composé de cet opuscule pouvait, à la rigueur, rendre service; je fis tirer, brocher et paraître ces susdites 144 premières pages et je passai immédiatement à un travail, qui me semblait alors infiniment plus urgent.

Fort probablement donc, je n'aurais jamais songé à reprendre ce travail; si la scandaleuse campagne scientifique, autoritaire et mercantile (qu'on a faite l'an dernier) et certains signes organiques et cosmiques (observés par moi, au début du printemps qui va finir) n'étaient venus me remettre en tête cette intéressante question; et me décider à publier, d'abord, la fin de mon premier opuscule et, immédiatement après (si possible m'est) la seconde partie de ce traité. Seconde partie où j'étudie plus spécialement ce mal chez les autres.

Est-ce à dire que je compte (avec cette deuxième partie d'un ouvrage abandonné depuis si longtemps) obtenir un plus grand succès; et, partant, être plus utile qu'il y a vingt ans!

Non, je sais trop bien qu'on ne détruit pas facilement des erreurs et des pratiques à la mode. Mais croyant être dans le vrai, je dis ce que je pense........ Advienne que pourra !

— Après un laps de temps aussi considérable, croyez-vous (m'objectera-t-on), que votre deuxième opuscule fera bien suite au premier?

— Oui. J'en suis convaincu, et convaincu d'autant mieux que malgré toutes les opinions en vogue (opinions aussi nombreuses que contradictoires), je me suis ancré de plus en plus en ma façon première de voir, à mesure que, de plus en plus, je recueillais (et par moi-même, et par les autres) des renseignements cosmologiques, biologiques et sociologiques, sur le pays et sur les hommes, qu'affligeaient les épidémies cholériques.

Renseignements, qui prouvent, tous, (les derniers plus particulièrement), qu'à mesure que nous nous surmenons (nous autres Européens) et allons surmener les autres (tant en Asie qu'en Afrique)... nous rendons plus fréquentes les épidémies cholériques, et chez nous et chez eux.

FIN DU PREMIER FASCICULE

PARIS.—IMP. CHARLES SCHLAEBER, 252, RUE SAINT-HONORE.

9 782013 549875